Congrès International

DE LA

TUBERCULOSE

PARIS, 2-7 Octobre 1905

COMMUNICATION

FAITE PAR LE

Docteur VIGUIER de MAILLANE

Médecin-Major en retraite

SUR UN NOUVEAU SÉRUM ANTI-TUBERCULEUX

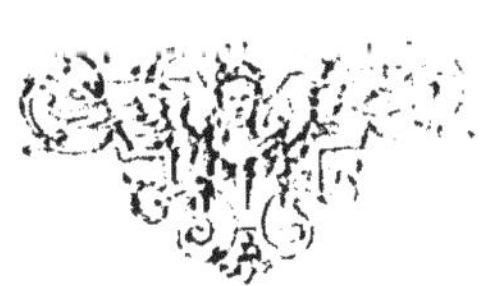

NIMES

IMPRIMERIE COOPÉRATIVE « LA LABORIEUSE »

Rue J.-B.-A. Gotin, 7

1905

Congrès International

DE LA

TUBERCULOSE

PARIS, 2-7 Octobre 1905

COMMUNICATION

FAITE PAR LE

Docteur VIGUIER de MAILLANE

Médecin-Major en retraite

SUR UN NOUVEAU SÉRUM ANTI-TUBERCULEUX

NIMES

IMPRIMERIE COOPÉRATIVE « LA LABORIEUSE »

Rue J.-B.-A. Godin, 7

—

1905

A Messieurs

LES MEMBRES DU CONSEIL GÉNÉRAL DU GARD

Et a Messieurs

LES CONSEILLERS MUNICIPAUX DE LA VILLE DE NIMES

Témoignage de ma gratitude pour la subvention qu'ils ont bien voulu m'accorder à l'effet de me rendre au Congrès international de la Tuberculose.

CONGRÈS INTERNATIONAL DE LA TUBERCULOSE

Communication faite au Congrès international de la Tuberculose de Paris (2 au 7 octobre 1905), sur l'emploi d'un nouveau Sérum anti-tuberculeux par le docteur Viguier de Maillane, médecin-major en retraite (Nîmes, Gard).

MESSIEURS ET ÉMINENTS CONFRÈRES,

Vous jugerez sans doute que c'est de la présomption de la part d'un modeste praticien provincial, comme moi, d'oser, devant une assemblée de savants de tous pays, venir faire une communication sur l'emploi d'un nouveau sérum anti-tuberculeux.

Mais rassurez-vous, l'idée primordiale ne vient pas de moi, elle trouve sa source dans les travaux de maîtres parisiens, Strauss et Wurtz, travaux confirmés par Nocard. Après avoir lu et compulsé les ouvrages traitant de la tuberculose, j'avais fait une remarque à propos des expériences de Wurtz et de Strauss, qui avaient pu nourrir pendant de longs mois de crachats tuberculeux, et cela d'une façon exclusive, un certain nombre de poules, sans arriver à les tuberculiser par la voie intestinale, qui paraît être en général la voie d'introduction du bacille de Koch. Nocard contrôla ces expériences et arriva aux mêmes résultats.

D'autre part, un de mes confrères de la Manche, qui a obtenu de bons résultats de mon sérum, m'écrivait ce qui suit :

« J'ai moi-même remarqué dans ma clientèle de campa-
» gne, où il est bien difficile de faire observer les prescrip-
» tions d'hygiène, et où les animaux de toutes sortes vivent
» dans une infectante promiscuité avec les habitants, que
» des poules, qui avaient mangé des crachats de tubercu-
» leux, ne semblaient pas en être gênées, alors que les
» chats, par exemple, mouraient cachectiques. (Dr Fau-
» chon), Saint-Hilaire-sur-Harcouët. »

La question se posait donc ainsi : Est-ce que l'appareil
digestif de la poule était seul un obstacle à l'absorption par
la voie intestinale des germes tuberculeux ? Ne pourrait-
elle pas être infectée par une autre voie, la voie hypodermique par exemple ?

C'est alors que j'ai repris les expériences de ces Maîtres
et que j'ai tâché de tuberculiser des poules par ce moyen
qu'ils n'avaient pas employé.

Je n'ai pu arriver à ce résultat après des injections faites
pendant plus de deux mois.

Et pourtant je leur avais inoculé un centimètre cube de
culture de bacilles de Koch excessivement virulents pour
un kilogramme de poids d'animal, ce qui représenterait
chez un homme de 60 kilos, *soixante* centimètres cubes de
bacilles, ce qui serait absolument foudroyant, et cela à
cinq, six, et jusqu'à huit reprises différentes de huit en
huit jours.

Les autopsies faites scrupuleusement et devant témoins
ont été négatives.

Il n'y avait plus qu'à se demander si cette résistance à la
tuberculisation provenait d'un état spécial à la poule, de sà
température qui est d'ordinaire de 41° centigrade, ou si elle
trouvait dans la constitution de son sang, de son sérum, de
ses hématies (contenant un noyau central qui n'existe pas
dans l'hématie humaine) une force de protection contre les
bacilles de Koch.

Je procédai à une expérience qui, pour moi, fut con-
cluante.

Je préparai du sérum provenant du sang de poules, et M.
le D^r en pharmacie Dunan, bactériologiste distingué, opéra
une culture de bacilles de Koch dans ce sérum. Alors que
les cultures témoins dans des bouillons appropriés proliféraient au bout de quelques jours, la culture faite dans
mon sérum au bout de huit semaines n'avait produit qu'un
effet négatif.

Il y avait dans cette expérience *in vitro*, un fait encourageant.

Il est vrai qu'il existe une tuberculose dite *aviaire* qui
sévit quelquefois chez les gallinacés ; mais au point de vue
bactériologique elle n'a pas les mêmes ressemblances et
pourrait tout à peine être considérée comme une variété
différente.

Au dernier Congrès international d'hygiène de Bruxelles
(septembre 1903), après avoir constaté, malgré l'opinion de
Koch, la similitude du bacille de la tuberculose humaine
avec celui de la tuberculose bovine, leur transmissibilité
réciproque sous toutes ses formes, il a été conclu ce qui
suit :

« La tuberculose *aviaire* paraît différente, l'action patho-
» gène du bacille aviaire est toute autre que celle du bacille
» des mammifères, les bacilles du type aviaire sont cons-
» tants dans leurs caractères.

» Actuellement il n'est pas possible de conclure à
» l'identité de ces deux bacilles (Dejonc, de Leyde.) »

Cette opinion, je l'avais toujours soutenue et j'ai été heureux de la voir approuvée par une telle autorité. La question se posait en outre pour moi de savoir si cette tuberculose aviaire ne pourrait pas jouer vis-à-vis de la tuberculose humaine, le rôle de la vaccine de Jenner vis-à-vis de la
variole ?

D'après les résultats obtenus par l'emploi de mon sérum,
cela pourrait être vraisemblable.

Il serait trop long de vous exposer les expériences que
j'ai faites sur de nombreux cobayes, tuberculisés d'abord,
et ensuite traités et guéris par mon sérum. J'ai eu dès lors
une telle confiance en ma découverte, que je n'ai pas hésité,
afin d'observer les réactions possibles chez l'homme, à
m'injecter du sérum, non seulement à moi-même, mais
encore à Mme Viguier de Maillane et à un de mes enfants.

Aucune réaction ne se produisit. C'est alors seulement
que, sûr de l'innocuité de mon sérum, j'ai traité et guéri de
nombreux tuberculeux.

Mon sérum n'est pas un remède secret; j'avais eu l'honneur d'en donner la formule à l'Académie de Médecine
(séance du 17 mars 1903), rapporteur M. le professeur
Kelsch. Cette formule je l'ai modifiée depuis, car elle ne me
permettait que de préparer du sérum d'une conservation
très limitée.

Je suis arrivé aujourd'hui à préparer un sérum qui peut se conserver deux ans et plus. J'ai eu l'honneur d'en donner la nouvelle formule à la Société médicale des Hôpitaux de Paris.

Par un procédé qui m'est spécial, j'ai su retirer du sang des poules un sérum qui est très actif et j'en obtiens de merveilleux résultats dans la guérison de la tuberculose aux premier et deuxième degré. Pour les malades atteints au troisième degré et dans les formes pyrétiques, à température élevée, s'il n'a pas un effet curatif, il a tout au moins une action régénératrice, puisqu'il a pu, dans certains cas, prolonger jusqu'à neuf mois l'existence des malades atteints de phtisie galopante, dont l'évolution est en général de quarante à cinquante jours ; et conserver ainsi à l'affection des leurs, des malades qui auraient hâtivement disparu.

Ce sérum s'emploie par la méthode hypodermique. On commence par des injections de 5 centimètres cubes pour arriver, au bout de la troisième injection, en augmentant graduellement, jusqu'à dix ou douze centimètres cube, suivant les cas.

L'injection est suivie d'une sensation de chaleur et de constriction post-sternale, qui est d'autant plus accusée que les lésions sont plus caractérisées. La production de ce phénomène, comme l'action de la tuberculine de Kock, peut servir de moyen de diagnostic dans les cas douteux de tuberculose. Aucune réaction inflammatoire ne s'est jamais produite au point d'inoculation. Il faut, bien entendu, que les inoculations soient faites avec la plus grande aseptie, autant que possible dans la région dorsale ou la région fessière, tantôt d'un côté, tantôt de l'autre.

On sera étonné de la rapidité avec laquelle se fait l'absorption du sérum. Il ne faut pas plus de 5 minutes pour que la cloche faite sous la peau par une injection de 10 centimètres cubes de sérum ait complètement disparu.

Le sérum produit des effets favorables manifestes. La toux et l'expectoration diminuent, les sueurs disparaissent, la nutrition se relève, en un mot, le sérum a une action réparatrice évidente.

Il se produit chez certains sujets une légère réaction fébrile, mais de peu de durée ; chez d'autres, au contraire, il y a plutôt abaissement de température.

Le nombre d'injections varie naturellement suivant la gravité du mal. Dans ma pratique courante je donne une injection un jour non l'autre ; le médecin chargé du traitement peut et doit en calculer les doses suivant la susceptibilité du malade.

La courbe des températures indiquera suffisamment au praticien quels sont les délais à observer, ainsi que les quantités.

Depuis quelque temps nous avons essayé avec de remarquables résultats le traitement intensif, c'est à-dire une injection journalière de dix centimètres cubes. Les malades le supportent très bien et la guérison est beaucoup plus rapide.

De nombreuses expériences, et des résultats tous les jours plus nombreux ont confirmé la valeur de ma méthode, et nous continuons, mes collègues et moi, à obtenir des succès répétés. Ma découverte a paru en Angleterre, aux États-Unis, en Allemagne, en Espagne, en Russie, etc., tandis qu'en France, la presse médicale faisait un silence profond sur elle, malgré les nombreuses communications que j'ai eu l'honneur de lui adresser. Deux seuls journaux ont bien voulu s'occuper de mon sérum : le *Bulletin de l'Académie de Médecine* et le journal de M. le professeur Lucas Championnière.

Je n'ai pas la prétention de croire que mon sérum est le dernier mot de ce que l'on peut trouver pour guérir ou améliorer la terrible tuberculose, mais actuellement c'est celui qui, je crois, a à son actif le plus de résultats concluants.

Dans la prétuberculose de Grancher on obtiendra des succès constants, ainsi que dans la première et deuxième période. Dans la troisième période à forme *apyrétique* on obtiendra également des succès qui surprendront les praticiens. Je ne demande qu'une chose pour avoir des résultats favorables, c'est que l'on n'attende pas de mon sérum une guérison *in extremis*, mais que l'on veuille bien l'employer *alors qu'il en est temps*. Il est évident qu'à la période finale mon sérum ne pourra pas reconstituer des poumons détruits ou au trois quarts absents, il ne pourra plus que soulager et faire durer un peu plus les pauvres malades.

Le peu de temps qui m'est dévolu ne me permet pas de vous citer les nombreuses observations de malades guéris ou bien améliorés, mais les membres du Congrès que ma communication aura intéressés, trouveront pour chacun d'eux un exemplaire d'une brochure relatant : mes expériences sur les animaux, les observations prises sur les malades ainsi que les attestations des éminents praticiens spécialistes qui ont bien voulu employer ma méthode.

Actuellement dans ma modeste clientèle personnelle (10 juin 1905), j'ai 47 cas de guérison de prétuberculose de Grancher, 56 cas de guérison de tuberculose à la première période, 37 cas de guérison à la deuxième période et 28 cas à la troisième période *apyrétique.* Une chose que je tiens surtout à affirmer, c'est l'absolue innocuité de mon sérum ; il en a été donné plus de quinze mille injections sans avoir *jamais* eu le moindre accident local ou général à déplorer.

En terminant cette trop longue communication, je tiens à remercier MM. les Membres du Congrès de leur bienveillante attention ; elle est la récompense de mes recherches, de mes efforts et de ma bonne volonté.

Dr VIGUIER DE MAILLANE.

DOCUMENTS A CONSULTER

PREMIERE PARTIE

Expériences faites sur les animaux, publiées dans « l'Echo Médical des Cévennes » de mars, avril et mai 1903.

Je n'ai pas la prétention de vouloir résumer ni analyser les innombrables travaux produits par tous les savants de tous les pays, pour arriver à découvrir le remède, ou un sérum capable de pouvoir s'opposer au progrès constant de la terrible tuberculose.

Pourtant un fait m'avait frappé dans les études que j'ai pu faire à ce sujet, auxquelles j'ai été malheureusement incité par l'affection dont est atteint un de mes enfants. Après avoir lu et compulsé tous les traités relatifs à cette maladie, j'avais fait une remarque à propos des expériences de Strauss et Wurtz, nourrissant de crachats tuberculeux pendant de long mois *des poules*, et n'arrivant pas à les tuberculiser par la voie intestinale, qui pourrait être en général la voie d'introduction du bacille de Koch.

Le bacille de Koch n'est-il qu'un *sapprophyte* comme le soutient Leray ? (c'est à-dire à l'état latent dans nos organes et n'attendant que l'occasion favorable de se manifester) il y a de grandes chances pour que cela soit vrai, d'après ses nombreuses démonstrations.

Mais je ne veux pas m'entrainer dans la discussion de toutes les théories émises et je ne veux que réserver celle qui fait l'objet de la présente communication.

Les expériences de Strauss et Wurtz d'un côté et celles complémentaires de Nocard, m'avaient fait considérer la *poule* comme difficilement susceptible de contracter la tuberculose humaine par la voie stomacale.

Il existe une tuberculose dite *aviaire* qui sévit quelquefois chez les oiseaux et surtout les gallinacés, mais au point de vue bactériologique, elle n'a pas les mêmes ressemblances, et pourrait tout à peine être considérée comme un type de variété différente.

Il s'agissait de savoir si cette tuberculose *aviaire*, ne pourrait pas jouer vis-à-vis de la tuberculose humaine, le rôle de la vaccine de Jenner vis-à-vis de la variole. Une considération histologique pouvait m'entraîner à cette déduction, c'est que les *hématies* du sang des poules (globule du sang) contiennent un noyau central qui les différencie des globules du sang humain.

La question se posait ainsi : Est-ce que l'appareil digestif de la poule était un obstacle à l'absorption par la voix intestinale des germes tuberculeux ? Ne pourrait-elle pas être infectée par une autre voie, la voie hypodermique, par exemple ?

C'est alors que j'ai repris les expériences de ces Maîtres et que j'ai tâché de tuberculiser des poules par ce moyen qu'ils n'avaient pas employé, et j'ai pu constater que, même après huit inoculations hypodermiques d'une culture très virulente de bacilles de Koch, l'on ne pouvait, à une échéance de certaine durée, arriver à trouver chez la poule aucun tubercule dans l'ensemble de l'organisme : les injections faites pendant *deux mois* ne m'ont produit qu'une légère adhérence de la plèvre chez l'une d'elles, alors que toutes les autres se sont trouvées indemnes.

Et pourtant je leur avais inoculé *un* centimètre cube de culture de bacilles de Koch, par poids d'animal, ce qui représenterait chez un homme de cinquante kilos, 50 centimètres de bacilles excessivements virulents, et cela à *quatre, cinq* et *huit* reprises différentes, de huit jours en huit jours.

Il y avait à se demander si cette résistance à la tuberculisation provenait d'un état spécial à la poule, de sa température qui est d'ordinaire de 41° centigrade, ou si elle trouvait dans la constitution de son sang, de ses *hématies*, de son *sérum*, une force de protection contre les bacilles de Koch.

La première expérience faite a été celle-ci : J'ai préparé du sérum provenant du sang de poule, et mon collaborateur et ami, M. Dunan, docteur en pharmacie et bactériologiste expérimenté, a opéré une culture de bacilles de Koch dans mon sérum. Alors que d'autres cultures *témoins*, dans des bouillons appropriés, proliféraient au bout de quinze jours ou trois semaines, la culture faite dans le sérum au bout de sept semaines n'avait produit qu'un effet négatif.

Il y avait donc là dans cette expérience *in vitro* un fait encourageant,

C'est alors que j'ai fait sur des cobayes les expériences suivantes :

J'ai d'abord inoculé un témoin qui a, comme d'habitude, été rapidement tuberculisé, et qui, autopsié, a présenté les symptômes manifestes d'une infection intense et généralisée.

Le témoin a présenté après son inoculation une plaie du ventre ulcéreuse qui a tenu les trois quarts de la région.

On ne peut accuser la piqûre de l'infection, car les inoculations étaient faites dans la région dorsale.

Du reste, ce témoin abattu et autopsié, est mort avec cette espèce de *tuberculide* qui ne s'est jamais cicatrisée.

Voici d'ailleurs le résultat de l'autopsie :

« Adhérence du lobe supérieur du foie à la paroi abdominale, les plèvres sont également adhérentes, et il en est de même du côté du péricarde. La rate a des points ulcérés, il y a des adhérences dans toute la longueur des poumons en arrière et des tubercules nombreux; la surface du foie présente quelques points tuberculeux, lesquels se trouvent aussi dans le péritoine. La plaie ulcéreuse, qui avait paru à un moment se cicatriser, était de nouveau ulcérée, et en dessous, au niveau de la peau, absolument rongée, existait, dans la paroi abdominale, une infiltration gélatineuse ».

J'ai institué sur les autres cobayes, des expériences pouvant répondre à diverses conceptions de traitement et d'inoculations : 1° cobayes tuberculisés et traités par mon sérum 4 jours après l'inoculation.

Voici le résultat de cette observation :

Un tubercule du côté du poumon, rien du côté du péritoine ; pas de tubercules dans le foie et la rate. Augmentation très sensible de poids, et engraissement très manifeste. En tous cas cette lésion est insignifiante et non généralisée.

Cette observation serait à refaire avec un traitement par le sérum, plus intensif.

Ce traitement curatif par le sérum n'a été fait que de huit jours en huit jours, et à la dose de 2 cent. cubes de sérum pour un demi cent. cube de culture de bacilles.

Un autre cobaye, qui n'a été injecté de sérum que sept jours après l'inoculation bacillaire, a eu, comme le témoin, une tuberculide du ventre presque aussi large et aussi profonde que le cobaye témoin.

Voici du reste l'observation :

23 novembre, plaie gangreneuse du ventre (injection bacillaire donnée pourtant entre les deux épaules, et plaie constatée huit jours après).

24 novembre, 27 novembre, traitée par le sérum la plaie se cicatrise sur les bords, n'est plus profondément ulcéreuse, et commence à se sécher.

4 décembre, la guérison continue, la plaie cicatrisée n'a plus que le quart de la surface initiale.

11 décembre, plaie presque imperceptible.

29 décembre, plaie absolument cicatrisée.

Enfin ce cobaye abattu et autopsié a donné lieu aux observations suivantes :

Augmentation de poids, plaie du ventre absolument guérie, sans avoir laissé aucune trace.

Les poils sont revenus complètement ; à l'autopsie on trouve quelques tubercules du foie mais aucun dans les poumons; la rate est légèrement atteinte.

Comme pour le précédent, le traitement n'a pas été assez intensif, et a été opéré à des époques trop éloignées, c'est-à-dire de huit jours en huit jours, alors qu'il aurait dû être effectué trois fois par semaine.

2° Un cobaye immunisé par mon sérum seulement pendant quatre fois de huit jours en huit jours, tuberculisé ensuite et laissé sans traitement, a présenté à l'autopsie les symptômes suivants :

Inoculé le 13 novembre, après le traitement par le sérum, abattu le 15 janvier.

Ce cobaye n'offre qu'un tubercule dans le foie et un dans la rate, les poumons sont indemnes.

Là encore l'immunisation n'a pas été assez intensive et les inoculations de sérum pas assez rapprochées.

3° Enfin, la dernière expérience consistait en tuberculisant et traitant simultanément par le sérum.

Un demi centimètre de culture de bacille de Koch pour 2 centimètres cubes de sérum.

Quatre fois tuberculisé et traité depuis le 13 novembre jusqu'au 15 janvier.

Voici l'autopsie : Ne présente rien côté du foie et du poumon. La rate ne recèle rien de bien certain ni d'apparent. Ce cobaye, après les injections simultanées, aurait dû être traité d'une façon plus intensive par le sérum. Pour terminer l'expérience faite *in vitro* par le docteur Lunau (je rappellerai que la prolifération des bacilles de Koch dans mon sérum n'avait pu être obtenue), nous avons pris cette culture et l'avons injectée à doses massives à un cobaye. Voici le résultat :

Rien trouvé du côté de la rate ni du péritoine. Pas de tubercules dans le poumon ni dans le foie.

De ces expériences dont la conception scientifique était celle ci :

1° Témoins indiquant la virulence de la culture bacillaire.

2° Cobayes, tous traités par la même culture, et offrant les symptômes que j'ai indiqués et traités dans un but de guérison.

3° Cobayes immunisés et infectés ensuite sans traitement.

4° Cobayes traités simultanément par les bacilles et le sérum.

Il ressort : 1° Que l'action curative cherchée chez les cobayes numéro 2, n'a pas été assez intensive, mais pourtant a produit des atténuations dans le développement de la généralisation du bacille.

2° Que l'action immunisatrice a été faible, par un manque d'intensité du traitement.

3° Que le traitement simultané de l'inoculation bacillaire, par le sérum a produit un résultat.

En conclusion de ces expériences sur les cobayes, il me paraît que dans le sérum que j'ai trouvé (et dont je donnerai plus loin la formule), s'il n'y a pas action curative dans le sens du mot, il y a toujours une action *atténuante*.

Passons aux expériences faites sur les poules :

Premières poules. Après quatre inoculations de culture de bacilles de Koch, de huit jours en huit jours, et avec un centimètre cube par kilo du poids de l'animal. Voici le résultat (je laisse la plume à mon confrère et ami M. le docteur Farssac, qui a bien voulu contrôler mes expériences) : « Poules grasses, tous les viscères sont absolument intacts. Rien dans le péritoine pariétal, ni dans le mésentère.

» Rate saine, foie et poumons sains. Dans le dos au niveau des piqûres, sous le trapèze gauche, petite bosse ovoïde, creuse, à parois tommenteuses, renfermant un coa-

gulum irrégulier et séreux. Les muscles sont un peu infil-
trés de sérosité, à droite aucune trace des piqûres ; sur le
trapèze droit, quatre petites nodosités de la grosseur d'une
tête d'épingle. »

J'ajouterai que le produit des nodosités, constatées par
mon confrère, inoculé à un cobaye l'ont laissé absolument
indemne.

Deuxième catégorie de poules ; cinq inoculations, de
huit jours en huit jours, toujours dans les mêmes propor-
tions. Tuées le 6 décembre et trouvées exemptes de toute
affection tuberculeuse.

Troisième catégorie de poules. six inoculations. Un centimètre cube par kilo du poids de l'animal. L'autopsie ne
trouve rien, ni dans le foie ni dans la rate et le péritoine.
Les poumons sont un peu adhérents en arrière chez l'une
d'elle, mais on n'y trouve pas de tubercules.

Engraissement extraordinaire malgré cette dernière
lésion. Depuis le 13 novembre, malgré de mauvaises conditions d'entretien (enfermée dans un laboratoire en ve-
nant de la campagne, à l'air et à l'exercice en plein champs,
cette dernière avait augmenté de 396 grammes).

Quatrième catégorie de poules. Tuées le 22 janvier, huit
inoculations dans les mêmes conditions que les précé-
dentes :

Rien du côté du péritoine, ni du foie, de la rate et des
reins.

Poumons indemnes, sauf chez une d'elles, au bord libre
du lobe inférieur à droite ; deux poches de la grosseur d'un
pois remplies de sérosité, se vidant sous le scalpel et
n'offrant aucun tubercule. — Dégénérescence graisseuse
très prononcée.

Toutes ces observations, que je résume, ont été tenues
au courant jour par jour, et je tiens à la disposition de
qui voudra s'édifier le cahier journalier de mes expériences.

Elles ont été contrôlées du reste par mes chers camarades et amis MM. les docteurs Dubujadoux et Farssac, ainsi
que par mon collaborateur pour la partie bactériologique,
M. le docteur Dunan.

J'ai conclu de mes expériences que si mon sérum n'était
pas absolument curatif, (chose qui n'est pas prouvée, vu
le peu d'habitude que j'ai des opérations sur les animaux
précités), il n'en reste pas moins pour moi la conviction
qu'il a en lui une *vertu atténuante.*

Imbu de cette idée, je n'ai pas hésité à essayer sur moi
l'effet du sérum. J'ai commencé par des doses (injections

hypodermiques) de 2 centimètres cubes jusqu'à 12 centimètres, et cela sans le moindre inconvénient.

On n'a pas idée de la facilité d'absorption du sérum. Dix
centimètres cubes sont absorbés en dix minutes, et, chez
certains inoculés, l'absorption se fait pour ainsi dire ins-
tantanément.

Quand je me suis injecté mon sérum, sans bien savoir au
juste quels pourraient en être les effets sur l'homme, ma
compagne dévouée, Madame Viguier de Maillane, a exigé
que je lui fasse partager les aléas d'une inoculation dont je
ne pouvais prévoir les effets.

J'ai commencé par moi. J'ai continué le lendemain par
elle, depuis la dose de 2 centimètres jusqu'à 12 centimètres, en alternant les doses croissantes de l'un à l'autre.

Jamais de réaction locale. (Bien entendu les inoculations
étaient faites avec toute l'aseptie nécessaire).

Etant de tempéraments différents, nous n'avons pas
éprouvé les mêmes effets.

Pour moi, une heure et demie après, j'ai ressenti une
chaleur dans le dos et la poitrine, sensation comparable à
celle de quelqu'un tournant le dos au feu pour se réchauf-
fer. Cette sensation passée, il est survenu un léger sentiment de constriction sternale de peu de durée et non douloureux.

Ma femme n'a pas éprouvé cette sensation après les différentes injections dont elle a été l'objet ; moi seul je l'ai
éprouvée.

En outre, confiant dans mon sérum, je l'ai essayé sur un
de mes enfants malade, et il a ressenti les mêmes effets
que moi.

J'ai expérimenté ce sérum sur d'autres malades tuberculeux, et tous ont éprouvé cette sensation que je
viens de décrire. Cela prouve une influence active du
sérum.

Agirait-il comme la tuberculine de Koch, pour ainsi dire
comme moyen de diagnostic de la tuberculose ?

Ma femme, absolument indemne à ce point de vue, n'a
rien ressenti, ainsi que d'autres personnes dans le même
état de santé, tandis que moi, mon enfant et les malades
que quelquefois j'ai traités et que je traite, ont éprouvé
et éprouvent la sensation que j'ai dépeinte plus haut.

En outre de cette sensation, il y a chez les inoculés un
sentiment de bien-être succédant à cette chaleur et cette

sternalgie ; le malade se sent plus fort, et s'estime récon-
forté par le traitement.

La toux et l'expectoration diminuent ; il n'y a que sur
l'état fébrile qui existe dans les cas à marche rapide que le
sérum n'a pas trop d'influence, et encore j'ai eu à constater
que dans certains cas la température de 39° à 40° était tom-
bée à 37°.

Ce n'est évidemment pas la règle, mais depuis la généralisation de ma méthode, plusieurs confrères m'ont mani-
festé leur satisfaction à cet égard.

Mais dans les cas de tuberculose torpide on obtient
une sérieuse atténuation et un considérable soulagement.

En tout cas, tiré du sang de poules saines, il agit toujours comme reconstituant par son absorption pour ainsi
dire instantanée, et à défaut d'une action bactéricide, il a
une action réparatrice comme le jus de viande par la voie
stomacale, qui quelquefois n'est pas bien supporté, tandis
que le sérum par la voie hypodermique est parfaitement
toléré.

Aucune réaction locale inflammatoire comme je l'ai déjà
dit.

Pour mon enfant, chez lequel de nombreuses révulsions
ont pu endolorir la peau, j'ai essayé encore un autre mode
de traitement. Au lieu de lui donner le sérum en injections
hypodermiques à la dose de 10 à 20 centimètres cubes, je le
lui ai donné en injection intestinale, jusqu'à 200 et 300 centimètres cubes.

L'absorption se fait sans douleur, et le malade lui-même
réclame ce médicament, si, pour une raison ou pour une
autre, je n'ai pu le lui administrer. Il accuse un sentiment de faiblesse quand on ne le lui donne pas ; il semble qu'il trouve en lui une sensation de bien-être et de
vitalité.

Evidemment. ce dernier mode de traitement serait peu
pratique dans l'espèce, car il faut compter qu'une poule ou
coq ne peut donner d'utilisable que 10 centimètres cubes
de sérum. C'est donc le sérum de 20 ou 30 poules que j'emploie dans la circonstance et journellement.

J'en arrive enfin à la conclusion qui est celle de la fabrica-
tion de mon sérum.

1° Le sérum provient du sang de *poules saines*, sang que
l'on laisse coaguler, et dont on retire le sérum ;

2° Ce sérum est ensuite filtré sur charbon, et asepsié à une étuve pendant 4 heures à 54 centigrades ;

3° Il se produit toujours au premier étuvage une certaine quantité de coagulum.

Le sérum est alors refiltré sur papier Berzelius (filtrage très long) et étuvé une deuxième fois ;

4° Encore passé une fois au filtre, mis en flacons de 10 cent. cubes pour injections hypodermiques et remis encore une fois à l'étuve.

Les étuves doivent durer au moins trois heures.

On peut alors l'inoculer, sûr que l'on est alors de sa parfaite innocuité, en tant qu'accident pouvant provenir de l'injection.

Voilà le fruit de mes expériences : si elles n'ont pas produit tous les résultats que j'en espérais, c'est qu'il y a un manque d'habitude dans ces opérations aussi délicates et complexes.

Pour moi, il y a pourtant une satisfaction, c'est celle d'une atténuation obtenue, sinon de la guérison.

Si ce traitement peut retarder une évolution rapide et fatale, et permettre à un traitement approprié, et surtout à la suralimentation de produire ses effets réparateurs, ce serait presque un résultat satisfaisant.

Les observations que je livre à votre appréciation sont l'expression de la vérité et celle de la probité médicale et scientifique, dépouillées de tout amour-propre d'inventeur.

Je m'étais autrefois occupé de cette question, hélas ! il a fallu qu'une nécessité fatale me force à l'approfondir, et surtout en face de toutes les médications impuissantes ou peu efficaces.

Je crois l'avoir étudiée sous tous ses aspects, et malgré tout je reste, comme beaucoup d'autres, bien perplexe, et avec les angoisses de la sollicitude paternelle aux abois ; mais malgré tout voulant espérer dans un avenir meilleur.

Ces expériences sont longues, pénibles, méticuleuses et dispendieuses. Je serais heureux que quelqu'un plus autorisé que moi, mieux outillé, plus actif, surtout plus jeune, voulût contrôler mes expériences, avec l'indication que j'ai donné d'un traitement très intensif.

J'ajouterai une prescription essentielle, c'est qu'avant de se servir du sérum, il faut au moment même de l'injection, le mettre dans de l'eau à 55° centigrade et laisser descendre ensuite à 37° ; on peut alors en toute certitude l'inoculer. Il devient plus fluide et s'absorbe bien plus rapidement.

Ce sérum, moins que celui de Roux, ne se conserve pas indéfiniment. Il est préférable de ne le préparer que selon les besoins. Le sérum est très difficile à débarrasser de l'hémoglobine de la poule, qui est plus tenue que l'hémoglobine des autres animaux.

Même après cinq filtrages sur papier Berzelius, on ne parvient pas à le décolorer.

Il est évident que, par des réactions chimiques et des filtrages très répétés, on pourrait obtenir ce résultat ; mais ne serait-ce pas au détriment de son pouvoir actif ?

Ne serait-ce pas là enlever au sérum une partie de ses forces agissantes ?

« Depuis lors, contrarié par le peu de conservation de
» mon sérum, j'ai porté tous mes efforts à trouver un mode
» de préparation me permettant de pouvoir obtenir un
» sérum se conservant. Ces efforts ont été couronnés de
» succès.

» Grâce à l'invention d'appareils et à un nouveau *modus*
» *faciendi*, je suis arrivé à pouvoir offrir à mes malades un
» sérum se conservant deux ans et plus, et cela toujours
» sans addition du moindre médicament dans sa prépa-
» ration.

» Comme j'avais eu l'honneur d'indiquer à l'Académie de
» Médecine, mon premier mode de préparation, j'ai eu
» l'honneur de fournir à la Société médicale des Hôpitaux
» de Paris, le 23 février 1905, tous les renseignements con-
» cernant ma nouvelle manière d'opérer ; de façon à ce que
» la Société puisse être bien éclairée et persuadée qu'il n'y
» a rien de remède secret dans ma méthode, et dans mon
» sérum.

» Les flacons que je lui ai envoyés pour les expérimen-
» tations datent du mois de juin 1903.

» Par suite aussi j'ai été obligé de varier légèrement les
» prescriptions pour le mode d'emploi et je recommande
» d'agir de la manière suivante :

Instructions sur l'emploi du Sérum

» Laver préalablement l'endroit choisi pour l'inocula-
» tion avec du savon et eau chaude : Rafraichir soigneu-
» sement ; passer ensuite à l'alcool et en dernier lieu à
» l'éther.

» La seringue ayant préalablement été désinfectée en la
» faisant bouillir ainsi que l'aiguille à injection, mettre
» aussi au BAIN MARIE à l'ébullition le flacon de Sérum
» pendant dix minutes environ, laisser ensuite refroidir et
» injecter.

» Appliquer ensuite un tampon de ouate imbibé
» d'éther.

» NOTA. — Tenir les flacons au frais et à l'abri de la lu-
» mière. »

Cette étude a été soumise à l'indulgent examen de l'Académie de Médecine de Paris dans sa séance du 17 mars
1903 (1).

M. le rapporteur a bien voulu en faire le bienveillant ex-
posé suivant :

*M. KELSCH : Relation d'une série d'expériences faites
en vue de la recherche d'un sérum anti-tuberculeux*

Tel est le titre d'une note que M. le docteur Viguier de
Maillane, médecin à Nimes, me charge d'avoir l'honneur
d'offrir en son nom à l'Académie. Frappé de la résistance
bien connue, et vérifiée expérimentalement par lui, des
poules aux inoculations de tuberculose humaine. M. le
docteur Viguier de Maillane a pensé que cet état réfrac-
taire de la volatile lui était conféré par une force protec-
trice inhérente à son sérum. Effectivement, ses tentatives
de cultiver le bacille de Koch dans le sérum des poules
ont échoué.

Notre confrère s'est convaincu ensuite, par une série
d'expériences, que le sérum de poule, préparé d'après une
méthode qu'il indique avec précision, et employé comme
moyen curatif ou immunisant à l'égard de la tuberculose du
cobaye, exerce une action manifestement atténuante sur
l'évolution de cette dernière.

Fort de ces notions, et après avoir vérifié sur lui-même
et sur une autre personne tout à fait saine de sa famille,

---

(1) *Bulletin de l'Académie de Médecine*, n° 11.

M. Viguier de Maillane l'appliqua au traitement de six tuberculeux, à la première ou à la deuxième période de l'affection. Voici ses résultats que je cite à peu près textuellement : « Deux d'entre eux étaient presque guéris au bout de quinze injections, trois étaient notablement améliorés : un seul est resté stationnaire. »

L'injection est suivie d'une sensation de chaleur et de douleur poststernales qui est d'autant plus accusée que les lésions sont plus caractérisées. Aucune réaction inflammatoire ne se produit au point d'inoculation. Le traitement convient surtout aux tuberculoses torpides ; il est sans résultats durables dans les formes rapides et pyrétiques. Mais dans tous les cas il produit des effets favorables manifestes. La toux et l'expectoration diminuent, la nutrition se relève ; à défaut de pouvoir bactéricide, le sérum de poule a au moins une action réparatrice comparable, mais supérieure à celle du jus de viande administré par la voie stomacale.

Aucune notion nouvelle concernant la thérapeutique ou la prophylaxie de la tuberculose ne saurait nous laisser indifférents ; j'ai donc l'honneur de prier l'Académie de vouloir bien prendre en considération ces intéressantes observations, malgré leur exiguité numérique, et de les adresser à la Commission de la tuberculose. M. le docteur Viguier de Maillane n'est d'ailleurs pas un inconnu pour moi ; il fut médecin de l'armée durant sa carrière ; j'ai conservé de lui le souvenir d'un médecin éclairé, consciencieux et des plus érudits. Il tient à votre disposition des échantillons de son sérum.

(Commission de la Tuberculose).

DEUXIÈME PARTIE

Observations cliniques sur l'emploi du Sérum antituberculeux du D' Viguier de Maillane publiées dans « l'Echo Médical des Cévennes » en janvier 1904 et Observations inédites prises en 19.4 et 1905.

Je ne renouvellerai que pour mémoire l'observation que j'ai eu le malheur d'avoir à faire sur un de mes enfants adorés.

Hélas ! je suis arrivé trop tard ! mais dans ce cas de tuberculose suraiguë, consécutive à une fièvre typhoïde, j'ai pu conserver à mon affection, pendant neuf mois, mon enfant, qui aurait pu disparaître dans une durée de quelques jours.

Mes collègues qui m'ont fait l'honneur de vouloir prendre connaissance des expériences que j'ai faites sur moi et sur Mᵐᵉ Viguier de Maillane, avant de traiter mon enfant, n'ont pas besoin que je leur réédite ces observations.

1ʳᵉ Observation. — M. N..., patron cordonnier à Nîmes, tuberculose au deuxième degré, très avancée, sueurs, toux, expectorations abondantes, bacilles de Koch dûment constatés à l'examen bactériologique. Ne pouvait plus travailler, même aller à son mazet, où je lui avais recommandé de prendre l'air ; avait une grande fatigue pour se rendre à sa petite propriété.

Après 27 injections de sérum variant de 5 à 10 ᶜᵐᶜ, disparition de la toux, de l'expectoration, des sueurs. Le dégoût de toute nourriture qu'il éprouvait est remplacé par un grand appétit, le poids augmente rapidement. Depuis un an *guérison absolue.* Absence de suite de bacilles de Koch. Guérison maintenue depuis.

2ᵉ Observation. — Le beau-frère du malade précédent fut atteint, en février dernier, d'une grippe infectieuse à forme cardiaque. Malgré toutes les médications connues, je craignais une terminaison fatale.

Quatre injections de mon sérum ont enrayé les effets de l'affection et après huit autres piqûres il était sur pied.

3ᵉ Observation. — Mᵐᵉ G..., rue Porte de France, à Nimes, âgée de 58 ans, même cas que le précédent, mais grippe moins grave, même résultat heureux après six injections.

4ᵉ Observation. — A. R., garçon coiffeur à Nimes, 19 ans, tuberculose au deuxième degré, reçoit 28 injections, guérison absolue. Je l'ai revu depuis, il se porte très bien, se livre à ses occupations sans troubles ni fatigue aucune.

Pour ce malade, comme pour les précédents, l'examen bactériologique avait été scrupuleusement fait. La guérison se maintient.

5ᵉ Observation. — M. Auguste V., garçon de café, 20 ans, tuberculose au deuxième degré. Ne pouvait plus continuer son service, état d'anémie très grave ; guérison après 25 injections, a repris son emploi, et n'a plus jamais ni toussé, ni craché, ce qui était répugnant pour les clients du café où il était employé.

L'examen bactériologique avait constaté la présence de nombreux bacilles de Koch.

6ᵉ Observation. — C'est une des plus curieuses que j'ai l'honneur de rapporter.

Mᵐᵉ H., de S. (Gard), âgée de 49 ans, me fut amenée dans un état lamentable, tuberculose à forme torpide, devenue ensuite à l'état du troisième degré initial. Elle était dans un tel état que son mari ne croyait pas qu'elle pu supporter le voyage. Elle pouvait à peine se mouvoir d'une chaise à l'autre dans son appartement. Toux, sueurs profuses, expectorations copieuses, bacilles de Koch.

Au bout de 17 injections, il se produisit un abcès aux fausses côtes, côté gauche, en dehors de la zone des injections. L'ouverture démontra, ainsi que l'examen bactériologique, l'existence d'une carie d'origine tuberculeuse de ces mêmes côtes inférieures.

Pus osseux, etc., traité par mon sérum et simplement par des lavages d'eau oxygénée, l'abcès s'était fermé et aucune suite n'en résulta.

Au bout de 48 jours de traitement, cette personne, qui n'avait plus le moindre appétit et avait des digestions difficiles, recouvrait bon appétit et avait augmenté de *huit kilos*. Elle, qui à son arrivée ne pouvait se mouvoir dans sa chambre, allait, au bout de quelques injections, se promener sous les sapins de la Fontaine et faisait tous les jours l'ascension jusqu'au pied de la Tour-Magne. Rentrée chez elle, au bout de six semaines, elle a pu faire des courses à pied jusqu'à 10 kilomètres.

Cette personne est décédée quelques mois plus tard d'une appendicite.

7ᵉ Observation. — Mˡˡᵉ S., employée dans un grand magasin de Nîmes, atteinte d'une tuberculose primitive, anémie, manque d'appétit, guérison absolue après 19 injections. Je la revois quelquefois et la guérison se maintient depuis le mois de juillet.

8e Observation. — Mlle X., institutrice à E. (Drôme), surmenée par la tenue d'une classe de 42 élèves, fut atteinte en mai dernier d'une tuberculose primitive (signes de la prétuberculose de Grancher). Dix-huit injections ont eu raison de cet état, et depuis lors, malgré un surcroît de fatigue (47 élèves au lieu de 42), elle fait son service en parfaite santé.

9e Observation. — M. S., de St-Gilles, 25 ans, tuberculose au deuxième degré, reçoit 20 injections au bout desquelles tous les symptômes alarmants du début, toux, sueurs, crachats, ont disparu. Peut à nouveau se livrer sans aucune fatigue à son pénible métier de terrassier.

10e Observation. — Mlle N., d'Aimargues (Gard), atteinte de tuberculose, deuxième degré, au poumon gauche, submatité très prononcée, sueurs, perte d'appétit, amaigrissement très prononcé, poids 50 kil. 400 gr. ; il existe en outre un état d'éréthisme nerveux qui rend la malade très impressionnable et très difficile à soigner. 26 injections ont eu raison de cet état morbide. Le poids augmente de 5 kil. 1/2.

11e Observation. — Mme B., âgée de 3? ans, ayant eu plusieurs grossesses consécutives, se trouve dans un état d'anémie considérable, tuberculose au deuxième degré très avancé; les deux sommets sont pris, au moindre effort dyspnée et tendance à des lypothymies, sueurs et insomnies, amaigrissement considérable, perte complète d'appétit. Ce dernier symptôme a été le plus rebelle à combattre. 30 injections de sérum ont raison de cet état et aujourd'hui, momentanément, Mme B. ne se ressent plus d'aucun malaise. Il y a plus d'un an que la guérison se maintient.

12e Observation. — Mlle X., de G. (Hérault), âgée de 22 ans, tuberculeuse au deuxième degré, sueurs, expectorations, signes stétoscopiques évidents. 27 injections, guérison absolue depuis ce jour. J'ai eu récemment l'occasion de revoir cette malade et la guérison, après six mois écoulés, est absolument confirmée.

13e Observation. — Mlle Y. R., de V. (Gard), 18 ans, tuberculose à la troisième période initiale. 28 injections, guérison confirmée six mois après le traitement, état général excellent ; a augmenté de 10 kilos depuis la cure antituberculeuse. Absence actuelle de bacilles de Koch.

14e Observation. — Faite à l'hôpital de Nîmes dans le service de M. Olivier de Sardan. Voici textuellement reproduite l'observation de notre confrère, M. le docteur Lévêque, alors interne de M. le Médecin en chef :

« Le malade que vous nous avez envoyé est rentré le 7 » août 1903 à l'hôpital, avec une tuberculose à peu près

» apyrétique, présentant une infiltration des deux tiers
» supérieurs du poumon gauche, caractérisée par la matité
» et des râles humides nombreux. En quelques points
» dans le creux sus-épineux, il semblait entendre un souf-
» fle cavitaire mais incertain. L'état général assez éteint,
» avec oppressions, sueurs nocturnes, toux fréquente, qui
» avec les cauchemars empêchaient le sommeil calme.
» L'appétit, quoique irrégulier, était assez bon.
    » Le malade fut soumis aux injections de sérum au
» moment où il commençait une poussée de température.
» L'injection fut faite trois heures après la prise de tempé-
» rature. Les injections peu douloureuses n'amenèrent pas
» d'érythème, en tout cas elles amenèrent une sédation
» des symptômes fonctionnels (dyspnée, toux, cauche-
» mars), il eut même ceci de particulier, que la quatrième
» injection, la seule qui fut faite sous la peau de l'abdomen,
» n'amena aucune sédation. Les injections furent bien
» supportées et ne donnèrent qu'un peu de douleur locale
» qui persista 24 heures. A la fin d'août, les symptômes
» physiques avaient changé. Le malade crachait beau-
» coup moins, les râles étaient très peu nombreux, plus
» secs, le souffle cavitaire moins perceptible. »

Notre confrère ajoute que l'examen bactériologique n'a
pas été fait à l'hôpital; cet examen avait été fait à ma dili-
gence par les soins de M. le docteur en pharmacie Dunan,
et les bacilles de Koch y avaient été trouvés en un nombre
très considérable.

J'ai en ma possession la courbe des températures con-
cordantes avec le nombre et la quantité de liquide injecté
depuis 5 jusqu'à 12 centimètres cubes, mais les difficultés
de son impression s'opposent, momentanément, à sa repro-
duction dans ce recueil.

15ᵉ Observation. — Malade soumis sur sa demande à un
traitement intensif. — D'habitude j'injecte, un jour non
l'autre, les malades, mais celui-ci, pressé de rejoindre sa
famille, a tenu à être injecté tous les jours et à fortes doses.
C'est cette observation, faite en dehors des conditions ordinaires de mon traitement, que je veux encore soumettre à
l'appréciation de mes confrères.

M. T., 43 ans, instituteur à L. (Lozère), était venu pour
se faire traiter par ma méthode.

Voici le résultat de l'examen :

Tuberculose au troisième degré initial, toux, sueurs,
crachats, a eu l'année passée une pleuro-pneumonie gauche. A l'auscultation, les deux sommets sont pris, surtout
le côté droit où l'on perçoit facilement la présence d'une
légère caverne.

Amaigrissement notable depuis quelque temps, poids
au moment du commencement du traitement 63 kilos et
demi. L'examen bactériologique indique quelques rares
bacilles de Koch, mais il y a aussi des streptocoques nombreux et en très courtes chaînes, ainsi que des staphyloco-

ques. Il présente en outre les symptômes d'un léger emphysème pulmonaire; pas de température, mais tousse et respire difficilement pendant la nuit.

Le traitement commence le 12 décembre.

12 décembre 1903 j'injecte 5 cent. c. de sérum.
13 — — 5 — —
14 — — 10 — —
15, 16, 17, 18, 19, 20, 21, 22 décembre 1903 j'injecte 10 cent. c. chaque jour.

A cette date, le malade avait augmenté de 3 livres et pesait 65 kilos. Du 23 décembre 1903 au 2 janvier 1904, les injections se sont continuées journellement à la dose de 12 centimètres cubes. A ce moment, le malade, rappelé chez lui, a dû interrompre son traitement, mais il ne toussait plus, les sueurs avaient disparu, il crachait très peu et enfin le 2 janvier, date de son départ, il pesait 67 kilos 1/2, soit dans 21 jours une augmentation de poids de quatre kilos.

A cette date du 2 janvier, l'examen bactériologique n'indiquait plus la présence de bacilles de Koch, et des nouvelles que j'ai reçues depuis, de ce malade, me disent que le mieux persiste et qu'il continue encore ses injections puisqu'il s'en trouve si bien.

Pendant tout ce traitement intensif, *il n'y a eu aucun accident ni local ni général*, quoique les injections fussent journalières et à doses que je n'avais eu encore l'occasion d'employer ainsi à jet continu.

Une observation sur l'emploi du sérum antituberculeux du Dr Viguier de Maillane, prise par un de nos confrères sur lui-même.

M***, le 17 décembre 1903.

MONSIEUR ET HONORÉ CONFRÈRE,

J'ai lu dans le journal de L. Championnière (n° 10, avril 1903) la relation d'une note présentée en votre nom à l'Académie de Médecine, par M. le Dr Kelsch, sur un sérum antituberculeux. Ce compte-rendu m'a vivement intéressé, mais j'en ai d'autant plus regretté la brièveté que j'y attachais une importance plus grande.

Verriez-vous un inconvénient à le compléter pour moi, en me donnant quelques détails sur le mode de préparation de votre sérum et sur son mode d'emploi? et en me communiquant les résultats que, depuis votre note à l'Académie, vous avez pu obtenir ?

Ce n'est pas seulement le médecin qui s'adresse à vous, c'est surtout le malade ; et c'est en ma triste qualité de tuberculeux que je vous prie de voir une excuse à mon indiscrétion.

Curable, peut-être, mais depuis trop longtemps stationnaire, je suis prêt à toutes les tentatives thérapeutiques qui me paraîtront offrir de sérieuses garanties

Et, puisque votre probité professionnelle vous a amené à démontrer sur vous-même la parfaite innocuité de votre sérum, je serai heureux d'en éprouver la valeur curative sur ma pauvre carcasse.

Je ne le ferai, d'ailleurs, qu'avec votre assentiment et, pour commencer, du moins, avec du sérum préparé par vous-même, si vous voulez bien m'en adresser.

Avec tous mes remerciements anticipés, etc., etc..

Dʳ R.

Mᵗᵗᵗ, le 3 février 1904.

Monsieur et cher Confrère,

J'ai employé le sérum que, si gracieusement, vous m'avez fait expédier par M. Rouvière. Je suis doublement heureux de pouvoir vous dire que j'en ai obtenu un résultat satisfaisant, au point de vue de mon état général.

La toux s'est notablement amendée ; l'appétit et les forces ont manifestement augmenté.

Je continuerai votre traitement et, après quelques nouvelles injections, un de mes confrères me dira ce qu'est devenu mon état local. Je dis : après quelques nouvelles injections, parce que je ne crois pas qu'il ait pu survenir encore de changement bien appréciable du côté des lésions, après un traitement aussi court.

En tout cas, votre sérum me paraît être un précieux auxiliaire de l'hygiène thérapeutique du tuberculeux. Permettez-moi de vous exprimer toutes mes félicitations, avec mes remerciements les plus chaleureux, pour le service personnel que vous m'aurez rendu. Si je ne dois pas arriver à la guérison, j'aurai du moins atteint à l'espoir de guérir et c'est à vous que je le devrai.

Acceptez donc ici l'expression de ma gratitude et de mes sentiments dévoués et reconnaissants.

Dʳ R.

M***, 24 février 1901.

MONSIEUR ET HONORÉ CONFRÈRE,

J'ai bien reçu en leur temps, votre brochure et le sérum que vous m'avez envoyé, et je n'attendais, pour vous en remercier, que de pouvoir vous annoncer l'amélioration que vous me désirez avec tant de bonté et que je peux, aujourd'hui, vous *affirmer réelle et considérable*.

Aussi, serai-je très heureux de recevoir encore quelques flacons de votre sérum, qu'on aurait, je crois, intérêt à employer aux doses *journalières* de 10 et même 15 centimètres cubes.

Encore une fois, mon cher confrère, merci de votre amabilité, merci de l'important service que vous me rendez. Et en attendant que je puisse vous exprimer de vive voix, toute ma gratitude (je compte passer à Nimes vers la fin mai), recevez l'assurance de mes meilleurs sentiments confraternels.

D^r R.

M***, 16 avril 1904.

BIEN CHER ET HONORÉ CONFRÈRE,

Des affaires très importantes qui m'ont éloigné de M***, pour un certain temps, m'ont obligé à suspendre la cure que je poursuis à l'aide de votre sérum, *et dont les bons effets déjà obtenus se maintiennent toujours, je suis heureux de vous le dire*. Aussi, loin de renoncer à un traitement qui m'est si favorable, je persiste à le vouloir continuer par la méthode intensive qui, j'en suis maintenant convaincu, parachèvera ma guérison, à moins d'accidents imprévus.

Je ne suis pas étonné des résultats heureux que vous me dites obtenir, même dans des cas désespérés, et je souhaite que tous les malades retirent de votre sérum les mêmes bénéfices qu'il m'a procurés.

Encore une fois, acceptez, avec l'expression de mes meilleurs sentiments confraternels, l'assurance de toute ma gratitude.

D^r R.

Je ne crois pas devoir ajouter de commentaires à cette observation.

Ces quelques observations ont été prises pendant l'année 1903.

En voici maintenant d'*inédites* prises au hasard parmi les cas traités dans ma clinique particulière pendant les années 1904-1905.

TROISIEME PARTIE

PREMIÈRE OBSERVATION. — *27 janvier 1904*. — M. D., de Nîmes, 57 ans, tuberculeux à la troisième période, mais à forme torpide. Sa femme est morte, il y a 5 ans, dans un état de cachexie tuberculeuse. Ses enfants laissent beaucoup à désirer au point de vue de la santé, surtout l'aîné.

Amaigrissement très considérable, cavernes aux deux sommets, perte de l'appétit et impossibilité absolue de se livrer à tout espèce de travail. Malheureusement indigent et n'ayant pas les moyens de s'alimenter d'une façon convenable.

Pour ce malade je suis allé (bien entendu à titre gratuit) jusqu'à 35 injections, et j'ai aujourd'hui la satisfaction, non de l'avoir guéri (vu la gravité de son état, la chose était absolument impossible), mais d'avoir amélioré sa santé de façon à lui permettre quelques petits travaux bien utiles aux siens.

Ce malade avait été condamné 3 mois avant le traitement par 2 de mes confrères.

Je l'ai revu mi août 1905 dans un état de santé relativement satisfaisant.

DEUXIÈME OBSERVATION. — *19 février 1904*. — Mlle V., de Nîmes, prétuberculose de Grancher, mais avec un amaigrissement, une perte de l'appétit, et un état de déchéance physiologique, pouvant faire craindre une aggravation à marche rapide. Légère toux sèche, pas de crachats, submatité prononcée aux sommets, légère fièvre vespérale, insomnies presque continuelles; âge 18 ans, poids 51 k. 400 au moment où le traitement a commencé.

Au bout de 15 injections seulement, données un jour non l'autre, mais séparées par un repos de 10 jours, la malade n'était plus reconnaissable, son appétit était superbe, sa bonne humeur était revenue et elle avait pu reprendre ses études qu'elle avait été obligée d'interrompre.

Dans les 40 jours qu'a duré le traitement y compris l'interruption, la malade avait augmenté de 6 k. 1/2. Plus de toux, sommeil calme et régulier, la submatité constatée a complètement disparu.

Je revois souvent cette jeune fille qui est de nos amies; elle est actuellement dans un état de santé si florissant que l'on douterait qu'elle ait jamais pu être malade.

TROISIÈME OBSERVATION. — *12 mars 1904.* — M. C., sergent-major, à A., âgé de 26 ans, poids 64 k., état général peu satisfaisant, légère toux, dyspnée intermittente, sueurs nocturnes, peu d'appétit. Tuberculose premier degré, matité considérable du côté droit au sommet et à la base; augmentation des vibrations du même côté. A commencé par une bronchite *a frigore*, qui depuis a dégénéré en bronchite spécifique à la date d'août 1903.

A obtenu un certificat d'origine de maladie Ce sous-officier, marié et père de famille, s'était vu refuser son certificat médical de réengagement à cause de son affection tuberculeuse.

Il vint alors me trouver. Je commençais le traitement le 12 mars 1904 et lui donnai régulièrement une injection de 10 centimètres cubes un jour non l'autre jusqu'au 28 avril, soit en tout 20 injections.

Après ce traitement et un congé de 2 mois environ qui lui a permis de pouvoir le suivre, ce sous-officier a été accepté par la Commission médicale régimentaire qui a été émerveillée du changement survenu dans son état et dont elle ignorait la cause efficiente.

J'ai revu ce malade ; il ne se ressent absolument plus de son ancienne affection.

QUATRIÈME OBSERVATION, — *25 mars 1904.* — M. R , ancien notaire, âgé de 53 ans ; à la suite d'excès pendant quelques temps, a vu son état de santé péricliter par le fait d'efforts peu en rapport avec son âge. Tuberculose premier degré, matité aux deux sommets et tendances à des congestions pulmonaires à la moindre fatigue et à la moindre émotion : poids 63 k. 300.

Sueurs nocturnes, insomnies, perte d'appétit et incapacité absolue de se livrer à ses occupations habituelles.

L'état général pourtant ne laissait pas trop à désirer et l'on pouvait espérer une réaction favorable par l'emploi du sérum.

Ce malade a eu 19 injections pendant la durée desquelles, l'appétit s'est progessivement relevé, les sueurs ont disparu et l'activité rendue possible par le traitement, qui a du reste été parachevé par un séjour à la campagne. La matité a considérablement diminué.

C'est une des observations dans lesquelles j'ai vu les résultats être aussi prompts et aussi concluants. (Augmentation de poids de 4 kilos au bout des 19 injections.)

CINQUIÈME OBSERVATION. – *5 mai 1904.* — Le jeune A., de Nimes, âgé de 14 ans, à la suite d'une scarlatine grave et dont j'ai eu toutes les peines du monde à le guérir, a été pris des symptômes manifestes de la prétuberculose de Grancher. Déjà affaibli par la précédente maladie, le processus tuberculeux trouvait un terrain propice à son évolution ; d'autant plus qu'il était resté de l'affection un état fébrile ne descendant pas de 38°3 à 39°, sueurs, amaigrissement, submatité au sommet gauche, moins évidente au poumon droit. Poids 33 k.

Après 16 injections, mais faites seulement tous les trois jours et seulement de 6 centimètres cubes chaque, mon petit malade s'est relevé graduellement, et si aujourd'hui il n'est pas un colosse, il se porte très bien et ne donne plus aucune inquiétude à sa famille. Je recommande toutefois qu'on le surveille jusqu'à la fin de sa croissance. Augmentation de poids de 3 k. 700.

SIXIÈME OBSERVATION. — *22 mai 1904.* — Le sieur B., homme de peine dans un magasin de droguerie m'est amené par ses deux beaux frères qui sont obligés de le porter, vu son état de faiblesse. Ce malade faisant partie de la Compagnie des sapeurs pompiers avait été obligé d'abandonner et ce poste et sa place.

Tuberculose au troisième degré initial, les deux sommets sont pris et une petite caverne se trouve au côté droit. Sueurs, amaigrissement, toux, expectorations, et présence de nombreux bacilles de Koch dans les crachats. Cet homme depuis plus de 6 mois ne pouvait plus rien faire vu son état de maladie (poids 51 k.).

Au bout de 27 injections ce malade n'était plus reconnaissable, progressivement l'appétit avait reparu, les forces s'étaient reconstituées, le poids avait augmenté de 7 k. 300.

Plus de bacilles de Koch dans les crachats qui sont presque nuls et très fluides, la caverne paraît s'être cicatrisée, et le murmure vésiculaire des deux côtés a repris son ampleur.

Après un repos d'un mois à la suite du traitement. cet homme a pu reprendre sa place pourtant fatigante d'homme de peine ainsi que son poste de pompier.

J'ai l'occasion de revoir souvent ce malade et son état de santé se maintient toujours excellent. Dernièrement, je le vis dans un incendie où il payait de sa personne comme pas un, et j'avais de la peine à en croire mes yeux pour reconnaître dans cet homme vaillant et intrépide ce malade il y a 6 mois à peine essoufflé et incapable du moindre effort.

Je considère ce résultat comme un des plus heureux que j'ai obtenu.

SEPTIÈME OBSERVATION. — Le jeune D., âgé de 16 ans, fils du malade de l'Observation n° 1, a été atteint d'un abcès de la hanche, cet abcès, qui avait été ouvert par un de mes confrères, avait été reconnu tuberculeux. Quand je le vis en juillet 1904, l'état général laisse beaucoup à désirer, la respiration présente tous les symptômes de la première période initiale (il y a là hérédité et contagion) amai-

grissement considérable, surtout dû à une immobilisation
forcée de l'articulation et séjour prolongé au lit dans une
petite chambre très insalubre. Nourriture forcément défec-
tueuse, et de plus manque absolu d'appétit.

Je fais évacuer ce malade dans une petite ferme voisine
où je le traite par le sérum, 32 injections sont données à cet
enfant. Dès la douzième les forces se relèvent et la plaie
ne suppure plus. L'appétit avait reparu, il y a une notable
augmentation de poids (4 k 100 à la fin du traitement). Aujourd'hui la cicatrisation est absolue et malgré une assez
forte claudication, ce malade peut, sinon faire un travail
très actif, au moins gagner sa vie.

HUITIÈME OBSERVATION. — M⁰ U., de V. (Gard), âgée de
20 ans, s'est mariée il y a 11 mois, malgré les conseils que
le médecin de la famille avait pu donner à ses parents.
J'ignore quel était l'état de santé de cette malade au moment de son mariage, mais quand elle vint me trouver le 3
septembre 1904, elle offrait les symptômes suivants :

Etat de maigreur considérable, signes évidents de la
première période de la tuberculose, état d'affaiblissement
physique et moral, légère toux sèche, insomnies fréquentes, sueurs, mais pas d'expectorations.

Cette malade reçoit 20 injections et dès la dixième un
changement considérable s'était produit, tant au point de
vue physique que moral. La toux disparaissait, plus de
sueurs, le sommeil redevenait normal, et le poids à la fin
du traitement était augmenté de 3 k. 500.

J'ai eu l'occasion de revoir cette malade fin août 1905. La
guérison s'est confirmée malgré une grossesse qui est
arrivée sans accidents à son terme.

NEUVIÈME OBSERVATION. — M. H., employé à la Mairie
de M., est depuis longtemps d'une santé délicate qui a nécessité souvent pour lui l'urgence de congés de convales-
cence.

Il est d'un tempérament naturellement maigre et ché-
tif. A la suite d'une bronchite *a frigore*, il fut pour ainsi
dire réduit à une incapacité professionnelle absolue.

Il vint me trouver le 11 novembre 1904 et voici le résultat
de l'examen : Submatité aux deux sommets, bruits de frottement et exagération des vibrations thoraciques, pas de
température, légère toux sèche, sueurs nocturnes, l'appétit
est fantasque et très irrégulier.

Poids 42 k. seulement.

Reçoit 24 injections sans interruption, données un jour
non l'autre. Dès la douzième, il peut reprendre son poste
qu'il avait craint de perdre.

Les vibrations se régularisent, les bruits de frottement
sont moins sensibles, la submatité a diminué, le poids a
augmenté de 4 k. 200.

Aujourd'hui encore cette amélioration s'est maintenue ; il
va aussi bien que peut le permettre un tempérament peu

robuste. Sur ma recommandation expresse il se surveille attentivement.

DIXIÈME OBSERVATION. — M. L., de Nimes, âgé de 27 ans, employé dans une maison de crédit de la ville, tuberculose au troisième degré initial, mais à forme apyrétique, sueurs, toux, nombreux crachats avec abondance de bacilles de Koch. Une caverne au sommet du côté gauche de la grandeur d'une pièce de 2 francs. Perte de l'appétit, amaigrissement très considérable; il était dans un état de maigreur extrême quand j'ai commencé de le soigner (8 décembre 1903). Poids 49 k.

Je commençais par une série de 30 injections données un jour non l'autre, tous les symptômes s'étaient notablement amendés, et le malade avait augmenté de 4 kilos. Depuis lors avec des interruptions plus ou moins longues (de 2 à 4 mois), il continue à se maintenir par l'emploi du sérum (séries de 8 à 10 injections). Les sueurs ont disparu ainsi que la toux, l'expectoration est presque nulle, il reste bien encore quelques bacilles de Koch, mais très peu .

Evidemment je n'ai pu réparer les lésions déjà produites avant mon intervention, mais ce me semble que c'est déjà un résultat de faire durer pendant si longtemps un malade tout à fait condamné. Ce n'est évidemment pas un succès scientifique, mais s'en est un pour les êtres dont la sollicitude veille sur ce pauvre tuberculeux.

ONZIÈME OBSERVATION. — *3 janvier 1905.* — Le jeune X., âgé de 15 ans, a été atteint d'une arthrite du genou droit que j'ai été obligé d'ouvrir et de drainer. Le pus sorti de l'articulation était mal lié et offrait le caractère d'une suppuration osseuse et cartilagineuse. L'examen bactériologique décela la présence de nombreux bacilles de Koch. Le malade n'offrait tout de même pas de signes bien nets d'affection pulmonaire, sauf un peu de rudesse aux deux sommets et à l'expiration. L'état général laissait beaucoup à désirer et il y avait tout lieu de craindre une généralisation du processus tuberculeux.

De simples lavages à l'eau oxygénée et 28 injections de sérum ont eu raison de cette arthrite et aujourd'hui mon client ne se ressent nullement des effets de la maladie.

DOUZIÈME OBSERVATION. — Mme C., de A. (Vaucluse), âgée de 35 ans, a eu plusieurs grossesses très rapprochées, de plus elle se trouve dans un état de neurasthénie assez grave à la suite de chagrins de famille et de revers de fortune. Vient chez moi le 7 janvier 1905. L'auscultation indique une tuberculose à sa première période aux deux sommets, mais principalement au côté droit; toux sèche, le soir légère fièvre, mais ne dépassant pas 38°5, perte de l'appétit A. paraît-il, beaucoup maigri depuis un an environ. Poids 49 k. 200.

Je lui donne 22 injections au bout desquelles tous les

symptômes signalés plus haut ont complètement disparu, poids 54 k. 400.

Mère de famille et ne pouvant plus auparavant s'occuper de son intérieur, elle a pu reprendre le train de sa vie ordinaire. Je l'ai revue plusieurs fois depuis la guérison, se maintient et se confirme.

TREIZIÈME OBSERVATION. — *12 janvier 1903.* — Le nommé B., plâtrier, sapeur pompier, âgé de 36 ans. se présente à ma clinique. Tuberculose au troisième degré, a eu une pleurésie double en 1903. Bruits de souffle en avant et en arrière, surtout du côté gauche. crépitements, râles humides, expectorations très abondantes, nombreux bacilles de Koch, teint légèrement cachectique, pas d'appétit. sueurs nocturnes mais pas de température, état actuel très grave et qui me fait hésiter à entreprendre le traitement.

Je lui donne 30 injections un jour non l'autre très régulièrement.

Ce malade au bout du traitement voit son état grandement amélioré, la toux, les sueurs ont disparu, l'expectoration est devenue insignifiante et les bacilles de Koch sans avoir entièrement disparu, ont considérablement diminué.

Ce malade, sur mon conseil, a abandonné son état de plâtrier et alors que depuis six mois il n'avait pu se livrer à aucune occupation, il a pu reprendre du travail qui lui permet d'assurer son existence. Il peut actuellement aller à son mazet assez éloigné et se livrer même à des travaux de culture assez pénibles.

QUATORZIÈME OBSERVATION. — M. X., étudiant en droit, m'est amené en février 1905 par ses parents inquiets sur sa santé. Comme beaucoup de jeunes gens il a un peu abusé à la Faculté de son indépendance.

Il est âgé de 23 ans et pèse 57 k. 500

Signes de la prétuberculose de Grancher. toux sèche, perte de l'appétit, amaigrissement notable, insomnies, état d'éréthisme nerveux ayant modifié son caractère. Pas d'expectoration.

18 injections de sérum ; dès la sixième. les insomnies ont disparues et l'appétit commence à renaitre. A la fin du traitement, tous les signes de la maladie ont complètement disparu.

Deux mois de séjour dans sa famille ont parachevé cette cure.

QUINZIÈME OBSERVATION. — Mme Ve S., de St-G. (Gard). Profondément atteinte par la perte de son mari. s'est laissé aller jusqu'au point de ne plus se nourrir d'une façon régulière et satisfaisante.

Troubles dans la menstruation.

Voici l'état où elle se trouvait quand elle vint me consulter · âge 32 ans, poids 52 k. 200.

État de surexcitation nerveuse, insomnies. cauchemars, quand elle s'assoupit, toux sèche surtout la nuit, par suite du décubitus dorsal. Tuberculose au premier degré. Submatité des deux sommets, respiration rude et plus marquée du côté gauche, augmentation des vibrations thoraciques. légère fièvre vespérale (38°3 en moyenne).

20 injections ont raison de cet état, malgré les interruptions de traitement occasionnées par l'état cataménial de la malade. Plus de submatités, plus de rudesses. les vibrations reprennent la normale. Augmentation de poids de 3 k. 800.

Parachève sa guérison qui est complète aujourd'hui, par un séjour d'un mois à Amélie-les-Bains (saison de mars-avril).

SEIXIÈME OBSERVATION. — M. A., de R., élève à l'école des Arts-et-Métiers, âgé de 20 ans, poids 57 kilos. Se présente à ma visite avec les symptômes suivants : Signes de la prétuberculose de Grancher, toux sèche mais pas d'expectoration, perte de l'appétit. amaigrissement, insomnies, légère submatité aux deux sommets, surtout du côté droit.

15 injections seulement ont raison de cet état. Le malade se remet complètement par un séjour de six semaines chez ses parents au grand air. A la fin du traitement, tous les symptômes de maladie avaient disparu, le poids avait augmenté de plus de 4 kilos.

DIX-SEPTIÈME OBSERVATION. — M. R., de U., représentant de commerce, fatigué par ses nombreux voyages, vient se reposer à bout de forces dans sa famille, qui, inquiète, me fait appeler. Le malade est âgé de 42 ans et pèse 61 k. 500. Je constate une tuberculose au premier degré avancé, toux fréquente, sueurs, amaigrissement, perte de l'appétit, matité des deux sommets assez développée en surface, insomnies, fatigue et lassitude générale. Se plaignant de plus d'un gonflement du testicule droit pour lequel je pouvais craindre une invasion du processus tuberculeux. Ce testicule est légèrement douloureux, l'épididyme est dur et très sensible à la palpation.

25 injections avec interruption au milieu du traitement. Disparition absolue de tous ces symptômes à la fin du traitement.

Revu 4 mois après, la guérison se maintient.

DIX-HUITIÈME OBSERVATION. — Mme B., directrice d'une Ecole maternelle à A., âgée de 38 ans, se présente à ma clinique le 25 février 1905 avec les symptômes suivants : Tuberculose deuxième degré, toux, sueurs, matité aux deux sommets, amaigrissement notable depuis près d'un an (elle flotte dans ses vêtements), perte de l'appétit, et grande peine à suffire aux lourdes charges de sa fonction.

D'autre part elle n'osait pas, de peur de perdre son emploi ou au moins d'être mise en disponibilité, demander un nouveau congé de maladie.

Elle avait obtenue, sous un prétexte de raison de famille, une permission de 30 jours et me priait de vouloir bien la traiter le plus rapidement possible. J'ai alors institué le traitement intensif (une injection de 10 centimètres cubes chaque jour).

Après 25 injections interrompues seulement par la période menstruelle, le poids primitif de 58 kilos était arrivé à 61 k. 300. Les sueurs avaient disparu ainsi que la toux. L'appétit s'était remonté ainsi que le prouve l'augmentation de poids. La matité des deux sommets avait sinon complètement disparu, mais tellement diminué, qu'il fallait une oreille exercée pour la reconnaître encore un peu.

A la fin de son congé cette dame a pu reprendre la pénible charge d'une classe enfantine très nombreuse.

Je l'ai revue ces temps derniers quand les vacances scolaires lui ont permis de venir me faire constater son état, et j'ai eu la satisfaction de reconnaître la disparition complète de tous les symptômes remarqués lors de la première visite et cela quatre mois et demi après la cessation de tout traitement.

DIX-NEUVIÈME OBSERVATION. — Mlle L. N., employée des Postes et Télégraphes à M., se trouve dans des conditions presque identiques au point de vue de l'affection tuberculeuse ; tuberculose premier degré avancé, mais heureusement pour elle seulement du côté droit, matité considérable, rudessede la respiration, soit à l'inspiration soit à l'expiration, léger frottement pleural, augmentation très considérable des vibrations thoraciques de ce côté, toux sèche, légère hyderthermie vespérale (38°2), perte d'appétit, insomnies et amaigrissement assez considérable.

Les périodes menstruelles laissent beaucoup à désirer, au point de vue de la régularité, et, en outre, la malade est atteinte de flueurs blanches copieuses qui ne font que l'affaiblir davantage.

Comme la précédente, n'ayant qu'un mois de congé, elle désire le traitement intensif que je commence le 1er mars. Au bout de 26 injections, ma malade voyait tous les symptômes pénibles pour elle, disparaître, et si la matité du poumon droit s'entend encore un peu, la zone de cette matité est diminuée des 3/4, le bruit de frottement s'est presque complètement atténué, les vibrations thoraciques sont à peu près normales, enfin l'état général a changé du tout au tout.

Mlle L. N. a pu reprendre son service le 1er avril. Je l'ai revu commencement août, 4 mois après son traitement. L'amélioration s'est bien maintenue. Le poids a augmenté de 5 kilos. Les menstrues sont redevenues régulières, plus de flueurs blanches, enfin tout me fait espérer la guérison définitive de cette malade, avec quelques ménagements et précautions.

VINGTIÈME OBSERVATION. — Mlle M., d'Avignon, âgée de 19 ans, poids 43 k. 700, tuberculeuse au premier degré, on pourrait même dire au second, et dont la marche pouvait faire craindre une issue très rapide. Température continuelle de 39° à 39°8, matité aux deux sommets, surtout au côté gauche, sueurs, quelques bacilles de Kock dans l'expectoration, amaigrissement, perte absolue de l'appétit, on se trouve en face d'une difficulté extrême pour l'alimentation.

Un de mes confrères les plus autorisés de la ville fut appelé par moi en consultation le 5 juillet 1905, et nous décidâmes d'avoir recours aux injections de sérum. Nous étions en pleine canicule et les fortes chaleurs n'étaient pas faites pour améliorer l'état de cette pauvre malade.

Nous avions tout d'abord songé, mon confrère et moi, de l'envoyer à la montagne, mais dans l'état d'affaiblissement où elle se trouvait on ne pouvait y songer.

Au bout de 5 injections seulement, la température avait repris le niveau normal de 37°2, l'appétit redevenait passable, après la dixième la malade pouvait se lever, elle qui était alitée depuis plus de deux mois, et enfin nous avons pu la faire partir pour la campagne, voyage qu'elle était incapable de faire le mois précédent. Le poids avait augmenté de 2 k. 500.

Depuis lors, j'ai reçu de ses nouvelles, le mieux se maintient.

Je me réserve naturellement de continuer le traitement à son retour, si le besoin s'en faisait sentir.

J'arrête ici ma liste d'observations personnelles, elle pourrait être bien plus longue, mais je sais qu'il ne faut pas trop abuser des faits que l'on a soi-même recueillis.

En donnant ces observations un peu au hasard des résultats obtenus dans ma modeste clinique, je n'ai pas fait mention à dessein de celles concernant les malades que j'ai traités, je puis dire *in extremis*, mais auxquels je ne pouvais refuser l'emploi de ma méthode, car cela aurait été pour les malheureux l'occasion d'ajouter à leurs souffrances, en leur enlevant l'espoir de la guérison si ancrée chez la plupart d'entre eux. Les familles elles-mêmes, prévenues par avance de l'inanité de mes efforts, me priaient d'essayer quand même, ne serait-ce que pour procurer à leurs chers malades une dernière consolation et une suprême espérance.

Je laisse maintenant la parole aux éminents praticiens qui ont bien voulu user de ma méthode.

Je vous donne très exactement le texte même et le résultat de leurs observations.

Je croyais pouvoir vous apporter aussi le témoignage d'expériences faites par des Maîtres de Paris, mais des circonstances indépendantes de leur volonté et de la mienne, ont fait que je n'ai pu avoir à temps pour ce Congrès la consécration de leurs expériences et de leur haute autorité.

Ces maitres, qui ont bien voulu avec leur bienveillance habituelle accueillir ma demande d'essai de mon sérum, n'ont pas pu et voulu se prononcer encore, quoique depuis de longs mois j'ai pu les mettre à même de se former une conviction. Mais ce retard même, est pour moi l'heureux indice qu'ils n'ont pas traité ma découverte comme une quantité négligeable et que s'ils ont voulu remettre à plus tard leur appréciation, c'est qu'ils estimaient sans doute que mon sérum n'était pas indigne de leur étude, de leur jugement et de leur sentence.

QUATRIEME PARTIE

APPRÉCIATION DE MES CONFRÈRES

Observations faites par M. le Dr Fortuné Mazel, médecin en chef de l'Hospice d'Humanité à Nimes.

MON CHER CONFRÈRE,

Je vous envoie ci-inclus quelques-unes des observations que j'ai faites avec votre sérum.

Je vous avais déjà écrit que le milieu hospitalier me paraissant défavorable à toutes les tentations de traitement par le sérum, car les malades qui nous arrivent sont tous des déprimés, soit par une lésion déjà avancée, soit par une forme pyrétique, maligne ou compliqnée qui oblige les malheureux à cesser le travail et à venir demander asile à l'Hôpital. Cependant j'ai continué mes expériences, et sur *près de 200 piqûres*, je n'ai eu aucun vestige d'accident quelconque : *c'est déjà quelque chose.*

Il ne m'a pas paru que les lésions fussent fâcheusement influencées, *ce qui répond victorieusement à certains bruits malveillants.*

Mais je n'ai pas constaté d'effets bien inhibiteur sur la marche des lésions. La plupart des malades ressentaient un effet d'euphorie ou d'hypersthénie. Les injections ont paru très nettement déterminer des poussées fébriles d'ailleurs *très courtes* sur 2 courbes au moins. Chez un autre, ces poussées ont été médiocres. Les fébricitants ont généralement bien supporté le sérum, ils n'ont pas eu d'exacerbation sensible. Quelques-uns ont même vu leur fièvre s'abaisser un peu sur le chiffre antérieur.

Le sérum n'a gêné en rien les effets des antipyrétiques, dont le plus appréciable comme effet a été l'aspirine.

Je n'ai observé aucun effet secondaire digne d'être noté : ni sueurs, ni malaises, ni cephalée, ni excitation cérébrale, cardiaque, génitale.

Je ne crois pas que ces expériences soient de nature à infirmer l'action du sérum, mais elles prouvent qu'il n'agit guère au-delà de la deuxième période — du moins dans le milieu hospitalier. Je crois que le personnel d'une clinique tuberculeuse, personnel de clients externes et vaccant aux occupations normales. serait bien plus favorable aux essais. Malheureusement rien ne prouve qu'ils veuillent s'y soumettre. Plus un sujet est dans de bonnes conditions pour bénéficier du traitement et moins il s'y résigne. Ceux qui s'y soumettraient sont précisément trop atteints pour en retirer profit.

Je vous prie, mon cher Confrère, d'agréer l'expression de mes meilleurs sentiments confraternels.

PREMIÈRE OBSERVATION. — M⁰ᵉ R , 32 ans, bacillaire depuis deux ans, tuberculose subfébrile à foyer du sommet droit. Entrée à l'hôpital avec une lésion au début de la deuxième période.

Reçoit 12 injections de sérum, puis refuse, et depuis lors ne se soigne à peu près plus (Juin 1905).

Actuellement *petite* caverne au sommet droit : les autres lésions péri-caverneuses rétrocèdent.

Il y a toujours de la fièvre. Le poids baisse lentement. État physique satisfaisant, état moral déplorable. Va partir pour la campagne.

DEUXIÈME OBSERVATION. — M. G., 25 ans, boulanger, atteint de syphilis (je crois à l'atténuation de la tuberculose par la syphilis). Traitement combiné par les injections de sérum et de calomel. Complexion forte. Entré avec une tuberculose au début du deuxième degré.

25 injections du 8 juin au 1ᵉʳ août 1904.

L'état général se maintenait assez bon.

L'appétit résistait. Les lésions s'aggravaient avec *une certaine lenteur* mais sans rémission.

Sorti le 4 août apeuré par les décès de ses camarades de salle. *Les injections ont été bien supportées* et ont paru à la fin amener un abaissement thermique.

TROISIÈME OBSERVATION. — M. I. P., âgé de 20 ans, tuberculose pulmonaire unilatérale à la suite d'une fièvre typhoïde.

Les lésions ont l'air assez avancées pour la date rappro-
chée du début : première période confirmée. 20 injections
bien supportées, malgré la réaction fébrile. La température
élevée *avant* le traitement *baisse* à la fin.

Le sujet, pris d'éruption, est envoyé à l'Hôtel-Dieu, où
l'on diagnostique une rougeole. Le diagnostic est maintenu
contre celui possible d'éruption sérique.

Le malade, guéri de sa rougeole, est sorti de l'Hôtel-Dieu.
Pas de nouvelles depuis.

QUATRIÈME OBSERVATION. — M. B., 20 ans, jardinier, atteint depuis plus de 3 ans. Très vaillant, déjà entré à l'hôpital et sorti amélioré. Revient avec une tuberculose avancée
au deuxième degré et des lésions laryngées en voie d'évolution.

26 piqûres du 6 juin au 30 juillet. Bien supportées, mais la
dénutrition fait des progrès constants.

Cependant la température tombe un peu, l'état paraît s'a-
méliorer légèrement.

Le malade succombe le 15 août après 10 jours de phéno-
mènes méningitiques.

CINQUIÈME OBSERVATION. — M. H., 38 ans, infirmier à
l'Hospice, obligé d'interrompre son service par suite de
l'aggravation d'une vieille bronchite tuberculeuse à foyers
congestifs.

10 injections seulement. Légère réaction fébrile. Le malade se sent *nettement amélioré*.

Il a repris son service dans l'Hospice cet été.

Ces observations étaient toutes accompagnées de courbes
de température, mais le temps et le défaut d'espace m'em-
pêchent seuls de les reproduire.

Docteur L. LECREUX, à Sainte-Foy Largentière (Rhône).

MONSIEUR ET HONORÉ CONFRÈRE,

Votre sérum antituberculeux que j'ai employé dans un
cas de tuberculose ne m'a donné aucun accident. Sous l'influence des injections, l'état général s'était bien amélioré et
pendant quelque temps on a pu croire à une marche vers la
guérison.

Malheureusement j'avais à faire à une phtysie galopante,
affection contre laquelle tout a échoué jusqu'ici.

Toutefois, encouragé par la prolongation de vie obtenue,
je compte bien recommencer le traitement chez d'autres
malades.

Agréez mes salutations dévouées et confraternelles.

Docteur Ausset, professeur à la Faculté de Lille.

Octobre 1904.

Mon cher Confrère,

Avec les flacons reçus je n'ai encore pu traiter qu'*une* malade, mais je dois dire que l'expérimentation est faite dans des conditions particulièrement sévères. Je vois cette malade avec un autre confrère. On pèse l'expectoration, on prend la température matin et soir. Aussi le résultat obtenu présentera toutes les garanties.

Je dois vous dire que déjà le résultat est *notablement excellent.* Sans *autre traitement,* il y a une amélioration déjà très considérable notée par mon confrère et par moi.

Recevez, etc.

Janvier 1905.

Je déclare avoir expérimenté le sérum que M. le Dr Viguier de Maillane, de Nimes, m'a fourni gratuitement en vue de traiter la tuberculose pulmonaire.

Je n'ai jamais eu aucun accident ni observé aucune réaction nocive. *Bien au contraire* j'ai observé des effets thérapeutiques *des plus encourageants* qui ne peuvent évidemment encore m'autoriser à tirer des conclusions fermes à cause de leur petit nombre, mais qui n'en sont pas moins très intéressantes.

J'insiste *vivement* sur l'absolue innocuité de la préparation de M. le Dr Viguier de Maillane.

Signé : Ausset.

Docteur Jacob, de Sauve (Gard).

25 août 1905

Mon cher Confrère,

Voici les résultats de l'emploi de votre sérum sur M. B.... Comme vous avez pu vous en rendre compte vous-même lors de la visite que je l'envoyais vous faire à Nimes, le deuxième degré était déjà bien établi, *les craquements humides très nombreux* au sommet droit, la matité nettement accusée, les hemoplysies graves et fréquentes. Dans ces conditions de maladie grave, j'avais eu recours à votre sé-

·rum avec toute la foi nécessaire à la réalisation d'une *suprême* espérance vis-à-vis d'un malade qui n'était pas seulement un client, mais un ami.

C'est vous dire avec quelle scrupuleuse exactitude, avec quelle ténacité j'ai suivi vos instructions.

Eh bien après une trentaine de séances je n'ai pas constaté de modifications appréciables au point de vue de la lésion locale, mais je dois reconnaitre que l'état général pas bien mauvais, du reste, au début, a été excellent tout le temps, mais une hemoplysie assez inquiétante est survenue à la fin avec un éréthisme vasculaire tel, que j'ai dû recourir aux ventouses et aux pointes de feu pour décongestionner le poumon.

Mon malade a voulu retourner au sanatorium de L... (Suisse), où il avait déjà été à deux reprises, et où il se trouve actuellement.

Quand à moi, mon cher Confrère, je ne me décourage pas, vous devez le comprendre, après un premier échec, à prévoir, vu la gravité de l'affection. Je suis tout disposé à recommencer cette expérience aussitôt que j'aurai un client à qui je puisse le faire accepter.

Veuillez agréer, etc.

Docteur Guizol. (Cannes).

20 octobre 1904.

MON CHER CONFRÈRE,

J'ai le plaisir de vous annoncer qu'un de mes malades que je traite par votre sérum, et qui a reçu, jusqu'à ce jour, 6 à 7 injections seulement me parait déjà bien amélioré : abaissement de l'hyperthémie vespérale, meilleur appétit, toux moindre, crachats moins abondants et plus fluides, etc.. Le premier cas me parait réussir. Je vous tiendrai au courant.

Recevez en attendant, etc.

3 janvier 1905.

MON CHER CONFRÈRE,

C'est avec le plus grand plaisir que j'atteste que votre sérum ne m'a jamais donné le moindre accident. J'ai examiné les urines de mes malades soumis aux injections, et

je n'ai jamais constaté la moindre trace d'albumine. Le caco-
dylate de soude et le methylarsinate didosique que j'em-
ployais autrefois me donnaient, au contraire, très souvent,
de la congestion rénale avec albumine.

J'atteste, en outre, que les malades tuberculeux *avérés*
que j'ai soumis au traitement de votre sérum se sont améliorés d'une façon *très notable* au bout d'une douzaine d'injections de 10 cmc. Améliorations consistant en : *abaissement ou disparition* de l'hyperthemie, retour de l'appétit,
diminution de la toux, des crachats, augmentation du poids
du corps. Mes expériences trop récentes ne me permettent
cependant pas encore d'affirmer une guérison complète de
mes malades.

Je vous prie de croire, mon cher Confrère, etc..,

Docteur Couvreur, à Seclin (Nord), médecin en chef
de l'Hôpital.

Je soussigné, docteur Emile Couvreur. domicilié à Seclin,
certifie avoir à plusieurs reprises eu l'occasion d'employer le
sérum anti-tuberculeux du docteur Viguier de Mailllane, de
Nimes. L'emploi de ce sérum n'a jamais provoqué le moindre accident chez mes malades, et de plus j'ai constaté
qu'il a *contribué sérieusement* à améliorer l'état de mes malades ou même à provoquer leur guérison.

Fait sur papier libre.

Signé : Dr COUVREUR.

Docteur Reboul, chirurgien en chef de l'Hôtel-Dieu,
à Nimes.

MON CHER CONFRÈRE,

Vous me demandez de vous exprimer mon opinion sur
les effets produits par les injections de votre sérum antituberculeux sur des malades atteints de tuberculose chi-
rurgicale.

J'ai employé les flacons de votre sérum que vous avez
mis à ma disposition chez trois malades :

1) H. de 45 ans, tuberculose costale ;
2) H. de 21 ans, tuberculose du pied ;
3) F. de 24 ans, mal de Pott.

Dans ces trois cas les injections de votre sérum ont été
d'une inocuité parfaite.

Mon expérience est encore insuffisante pour que je puisse émettre une opinion sur sa valeur thérapeutique.

Sur mes trois malades les deux premiers sont à peu près guéris de leur localisation tuberculeuse, chez le troisième (mal de Pott), la lésion évolue malgré l'immunisation et le traitement hygiénique, l'état général s'aggrave.

Veuillez agréer, etc.

Dr REBOUL.

Docteur MODRIN, à Hauterives (Drôme).

Je soussigné, docteur Modrin, atteste que le sérum antituberculeux du docteur Viguier de Maillane, de Nimes, a été employé par moi dans le traitement de 3 malades sans avoir donné lieu à aucun accident.

A mon avis, non seulement ce sérum est d'une innocuité complèt. à la dose de 10 centimètres cubes par jour, mais il améliore les tuberculeux durables et prolonge les cas incurables.

Signé : MODRIN.

Docteur BOISSON (Sceaux).

MON CHER CONFRÈRE,

Je suis heureux de pouvoir vous affirmer que le sérum que vous avez mis à ma disposition et que j'ai employé m'a donné jusqu'à ce jour de bons résultats.

Employé dans les cas de tuberculose *très avancée*, il a été très bien supporté par les malades et leur a apporté un soulagement notable en diminuant l'expectoration et la toux.

Je vous prie, etc.

Signé : BOISSON.

Docteur CALVET Valence (Drôme).

Je déclare avoir employé le sérum antituberculeux du docteur Viguier de Maillane sans avoir constaté le moindre inconvénient soit local, soit général, dans son innoculation.

Je ne peux encore donner aucune conclusion certaine personnelle sur son efficacité, mais j'estime qu'il est digne de retenir l'attention et de provoquer des recherches que je compte poursuivre de mon côté avec la rigueur et la prudence nécessaires en pareille circonstance.

Signé : CALVFT.

Docteur LASFARGUES, à Saint-Gilles (Gard).

Je certifie avoir employé le sérum dans un cas de tuberculose déjà avancée.

J'ai fait à la malade, du 23 février au 11 juillet 1904, 44 injections en deux séries.

La première série du 21 février au 21 avril.

La deuxième série du 1er juin au 11 juillet.

Les injections étaient renouvellées tous les deux jours, parfois, mais rarement tous les trois jours.

Les premières doses injectées étaient de 5 centimètres bubes. Devant la tolérance parfaite et l'absence de tout accidents locaux ou généraux, la dose fut portée à 10 centimètres cubes dès la cinquième injection et continuée jusqu'à la fin du traitement.

Je me suis conformé pour la technique des injections aux règles ordinaires et d'ailleurs recommandées par M. le docteur Viguier de Maillane.

Je n'ai jamais constaté le moindre accident ni observé le moindre malaise au cours du traitement.

L'état général de la malade qui acceptait ces injections avec confiance. a paru s'améliorer et demeurer tel durant tout le traitement.

L'état local déjà grave au moment où il a été institué, a paru s'aggraver bien moins rapidement pendant qu'il était suivi, mais je n'ai pas eu l'occasion d'observer un changement très appréciable dans les foyers multiples déjà observés.

Depuis que les injections ont été cessées à l'occasion d'un séjour à la montagne. La maladie a repris sa marche régulièrement envahissante et la conserve.

Tel est, relaté de bonne foi, le résultat de mon observation.

Signé : LASFARGUES.

Docteur DELAMARE, médecin de l'Hospice d'Humanité, à Nimes.

J'ai eu l'occasion d'employer à plusieurs reprises le sérum antituberculeux du docteur Viguier de Maillane et j'en ai retiré certains bénéfices tels qu'abaissement de la température, augmentation de l'appétit et euphorie.

Je n'ai remarqué ni la diminution des crachats ni celles des bacilles de Koch.

Par des circonstances indépendantes de ma volonté, je n'ai pu continuer aussi longtemps que je l'aurais désiré les injections de ce sérum, injections faites soit par moi, soit par des personnes de l'entourage du malade, et cela sans aucun accident ni local ni général.

Je puis donc affirmer, dans le cas soumis à mon observation l'innocuité absolue du sérum de Viguier de Maillane.

Signé : DELAMARE.

Docteur DUBUJADOUX, médecin principal de 1r classe.

Je soussigné, déclare avoir vu employer par M. Viguier de Maillane son sérum sur plusieurs malades et sur lui-même. J'ai toujours constaté que le sérum était d'une innocuité parfaite.

J'ai remarqué que des malades par moi revus après un certain temps, en avaient retirés de très bons résultats.

Signé : DUBUJADOUX.

Docteur BÉQUIN, Sanatorium du Mont-Duplan, Nimes.

MON CHER ET TRÈS HONORÉ CONFRÈRE,

Je m'empresse de vous communiquer les résultats obtenus sur trois de mes malades chez lesquels j'emploie depuis quelques temps votre sérum antituberculeux.

Bien que je ne puisse encore être absolument affirmatif, le traitement n'étant pas suivi depuis assez longtemps (mes malades sont à leur quinzième injection). Les résultats obtenus sont tellement encourageants, que je suis très heureux de vous en faire part.

Deux de ces observations sont d'autant plus intéressantes qu'il s'agit de malades atteints de tuberculose au troisième degré et que, d'une façon générale pour le phtisique arrivé à cette période, le médecin est le plus souvent contraint d'assister en spectateur impuissant aux progrès toujours croissants de la maladie.

Ma première malade, Mme A., 27 ans, malade depuis environ deux ans. entre au Sanatorium avec les symptômes suivants : excavations assez étendues au sommet droit (période de ramolissement), toux pour ainsi dire constante, quinteuse, très fatigante; expectoration franchement purulente très abondante, la malade remplit deux crachoirs dans les 24 heures. Mouvement fébrile assez accusé (38°5) chaque après midi.

Le traitement par le sérum est commencé.

Aprè les quatrième ou cinquième injections, la toux et l'expectoration commencent à diminuer d'une façon très sensible. Actuellement après un mois de traitement il y a une amélioration très notable, la toux est presque nulle, à peine deux ou trois petites quintes le matin et dans la journée.

L'expectoration très réduite, 1/2 crachoir, au lieu de 2 dans les 24 heures, est beaucoup moins purulente, la fièvre a disparu ; l'appétit, nul au commencement, est devenu excellent. Les râlements des râles humides du sommet droit ont beaucoup diminué en nombre.

Le traitement sera continué et l'observation complétée ultérieurement.

Mon second malade, M. E. Ed., est un homme de 39 ans, qui a fait un long séjour aux Colonies (Congo), il est également au troisième degré et présente des excavations des deux côtés

Cachexie profonde, expectoration purulente abondante, fièvre, sueurs nocturnes.

Après un mois de traitement par les injections de sérum, la toux et l'expectoration ont très sensiblement diminués, l'appétit a augmenté et les forces se relèvent; les sueurs ont presque disparues.

Evidemment nous ne pouvons guérir dans ce cas, étant donné l'état de cachexie du malade, espérer autre chose qu'une amélioration des symptômes, mais cette amélioration est si sensible qu'elle nous a engagé à persister dans cette voie.

En résumé les injections du sérum antituberculeux m'ont, dans les deux cas signalés, avoir agi très favorablement sur les symptômes, toux, expectoration et fièvre ainsi que sur l'état général ; relèvement de l'appétit et des forces ; aussi suis je décidé à en continuer l'usage, car je considère ce traitement comme un auxixiliaire précieux du régime.

Dans ma troisième observation, il s'agit d'un jeune homme de 28 ans, électricien, employé dans une grande maison de Marseille.

Obligé de cesser tout travail, il était à son arrivée très fatigué et très amaigri. A l'auscultation, craquements très nombreux aux deux sommets, mais particulièrement à droite ; expectoration assez abondante, caractéristique, contenant de nombreux bacilles de Koch ; toux fréquente, pas de fièvre, mais appétit très diminué.

Après un mois et demi de traitement pendant lequel il reçut une quinzaine d'injections, son état s'était très notablement amélioré, *tous* les symptômes (toux, crachats, auscultations) s'étaient amendés, les forces et l'appétit étaient revenu à ce point que se sentant capable de reprendre son travail, et craignant de perdre sa place, il se décida, malgré mes recommandations, à rentrer dans sa maison.

Je suis absolument convaincu que s'il eut pu continuer son traitement, nous aurions enregistré un très beau résultat.

Dès que l'occasion se présentera, je serai très heureux de continuer l'emploi de votre sérum, qui certainement même dans les cas avancés, produit d'incontestables améliorations.

Veuillez agréer, etc.

Signé : BÉQUIN.

Extrait d'un article intitulé « Le sérum antituberculeux du Dr Viguier de Maillane », par le Dr Calvet, Valence (Drôme).

Bulletin de la Société Médico-Chirurgicale de la Drôme et de l'Ardèche, mars 1904

Toutes ces observations appartiennent à M. Viguier de Maillane lui-même, qui en possède, parait-il, un certain nombre d'autres très convaincantes. Il serait désirable qu'elles fussent publiées et, plus encore, qu'elles fussent corroborées et appuyées par celle des confrères qui voudraient bient s'intéresser à la méthode, dont nous garantissons dans tous les cas, sur *un avis autorisé*, la parfaite innocuité.

EFFETS DU SÉRUM

Avec les précautions élémentaires de l'asepsie courante on n'observe aucune réaction locale, l'absorption rapide et non douloureuse du sérum démontre sa parfaite isotonie avec notre milieu sanguin.

Quant à la légère augmentation de température enregistrée chez les tuberculeux avancés, elle fut toujours insignifiante et sans autre conséquence fâcheuse que d'indiquer un état sévère des lésions.

Une action incontestable et immédiate du sérum c'est la suppression, souvent constatée, des sueurs, de la toux, de l'oppression, des cauchemars et de l'insomnie. Il serait intéressant de poursuivre l'explication de ce phénomène, qui n'est pas spécial aux tuberculeux, puisque certains malades atteints de grippe, M. Viguier de Maillane lui-même, retirèrent promptement des bénéfices identiques de cette médication.

Ensuite, les forces reviennent, le poids augmente rapidement, parfois dans des conditions étonnantes, 4 kilos en vingt-et-un jours, dans une des observations ci-dessus. *(Obs. XII)*. L'action tonique du sérum paraît donc indubitable.

Quant à l'action antibacillaire, est-elle secondaire par l'intermédiaire du relèvement de la nutrition, ou bien primitive, vraiment spécifique ? Nous ne pouvons préciser. — Si nous en jugeons par les observations publiées, elle nous paraît dans certains cas merveilleuse, puisque nous voyons regresser les lésions, tarir l'expectoration, disparaître les bacilles dûment constatés au microscope.

DISCUSSION

Faut-il devant des faits aussi positifs se laisser aller à un optimisme exagéré ? Non, sans doute, la vérité scientifique demande d'autres preuves. Mais en tout cas ils méritent mieux que le silence fait dans la presse médicale française autour des recherches de Viguier de Maillane.

M. Kelsch présentant avec une bienveillance toute particulière le nouveau sérum antituberculeux à l'Académie de Médecine, disait le 17 mars 1903 :

« Aucune notion nouvelle concernant la thérapeutique ou la prophylaxie de la tuberculose ne saurait nous laisser indifférents : j'ai donc l'honneur de prier l'Académie de vouloir bien prendre en considération ces intéressantes observations, malgré leur exéguité numérique, et de les adresser à la Commission de la tuberculose.

Nous craignons que ces sages conseils n'aient pas été mis en pratique. Dans combien d'années la Commission de la tuberculose songera-t-elle à sa mission ?

Nous connaissons le scepticisme des Maîtres parisiens à l'égard des recherches lointaines. Mais pourquoi une grande clinique de province ne s'intéresserait-elle pas franchement, loyalement, à vérifier ces résultats encourageants dans les rigoureuses conditions d'expérimentation et d'observation nécessaires, mais impossibles pour un praticien isolé ?

Pourquoi laisser la découverte nous revenir sous un nom étranger ? Marmorek et Koch ont-ils donné la clef du problème ? Et leurs méthodes, à défaut d'efficacité, n'étaient pas exemptes de dangers !

Tandis que la Presse française se taisait, les Etats Unis. l'Espagne, l'Angleterre, commentaient les recherches de M. Viguier de Maillane.

Voici en quels termes le journal *Artzliche Rundschau*, moniteur médical de l'Université de Munich, s'exprimait le 23 mai 1903, après la *publication complète* des expériences :

« Nous nous sommes décidés à la publication de ce travail
» après le rapport du docteur Kelsch, à la séance de l'Aca-
» démie de médecine de Paris (17 mars 1903) relatif au sérum
» de poules du docteur Viguier de Maillane. Ce rapport
» constatait la réussite complète d'expériences faites sur six
» personnes tuberculeuses. Le Dr Viguier de Maillane est un
» ancien médecin militaire des plus estimés et des plus
» compétents. Il serait à désirer qu'en Allemagne, certains
» laboratoires, ou même quelques usines de produits chi-
» miques, se décidassent à préparer en grand ce sérum et
» de manière que les médecins allemands aient toujours
» sous la main ce remède aussi recommandable par sa sim-
» plicité que son innocuité. »

Et le 27 février 1904, le même journal reproduisait intégra-lement une série de notes et d'observations parues, le 1er janvier de la même année, dans un modeste journal de province : *L'Écho Médical des Cévennes.*

On le voit, nos voisins sont moins prévenus que chez nous contre les découvertes provinciales. — Nous le savions depuis longtemps.

CONCLUSION

Donc, à l'égard d'une méthode qui repose théoriquement sur une base logique, raisonnable, qui pratiquement enre-gistre à son actif des résultats remarquables, nous sommes enclins à une entière bienveillance.

Nous voudrions la voir encouragée par nos confrères, et surtout que l'un de nos Maîtres veuille bien l'expérimenter en grand dans un service hospitalier, où des recherches de laboratoire détermineraient la constitution et le mode d'ac-tion du sérum et où l'observation clinique nous renseigne-rait d'une façon plus exacte sur sa valeur thérapeutique.

Quant a moi, convaincu de la parfaite innocuité du sérum, je me déclare prêt à l'essayer. avec la prudence que comporte toute médication nouvelle, dans les limites assignées par l'auteur lui-même, c'est-à-dire sans lui demander de guérir une phtisie galopante ou de régénérer des poumons absents.

La tuberculose au premier ou au deuxième degré, dans les formes torpides, parait être le terrain de choix, le sérum relevant et tonifiant l'organisme d'une façon remarquable.

Dr CALVET, de Valence.

Qu'il me soit permis, pour terminer, d'adresser l'expression de ma profonde gratitude aux généreux confrères qui ont bien voulu expérimenter ma méthode et lui donner la sanction de leur haute autorité et de leur impartialité.

Dr VIGUIER DE MAILLANE.

1er septembre 1905.

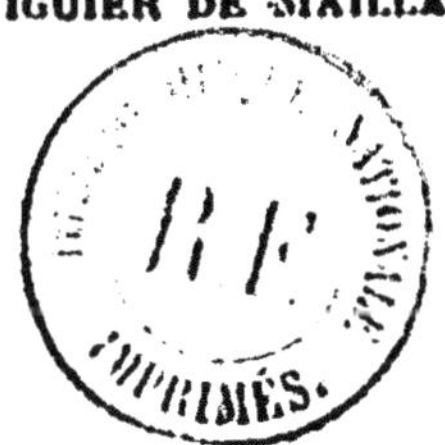